発達障害の人に聞きました

～自閉スペクトラム症（ASD）の人に教わったこと～

著
金織来多
アスピーラボ

監修
本田秀夫

星和書店

装幀　永江小百合
挿画　ひでまつ

監修のことば

信州大学医学部子どものこころの発達医学教室 教授
本田秀夫

21世紀最初の20年間、精神科臨床は「発達障害」という大きな波に飲み込まれました。1990年代まで、児童精神科医以外の多くの精神科医は、「自閉症」「ADHD」くらいは聞いたことがあっても、それは子どもの問題であって、自分たちにはあまり関係ないものだと思っていました。ところが、21世紀に入ってから、大人を専門とする精神科クリニックで発達障害と診断される人が激増しました。もはや、発達障害を知らずに精神科医は務まらないほど、外来を訪れる人たちにおける発達障害の割合は大きくなっています。

一方、これまで子どもの行動観察を中心として診断概念が作られてきたために、発達障害の特徴は多くは他覚的な行動をもとに語られてきました。それに対して、1990年代終わり頃から、成人の当事者たちが自分たちの言葉で主観的な生活のしづらさを語る場面が徐々に増えています。そして、生活しづらさは個人の側に一方的に帰するものではなく、個人と社会環境との不和によって生じるものであるとの考え方が広がりつつあります。

近年、自閉スペクトラム症（ＡＳＤ）の人たちを中心として、「神経学的多様性（neurodiversity）」「神経学的マイノリティ（neurominority）」「神経学的種族（neurotribe）」などという概念が出されています。つまり、病気なのではなく生まれつきの特性を有する種族といった考え方です。少数派の種族であるために、多数派に都合よく整備された社会環境にフィットしにくいところがある、それがときに障害として支援を要することになる、という考え方です。この考え方に共鳴する人たちが、同じような考えや価値観をもつ人同士で集まる場が、いま全国各地に広がってきました。この本は、そのような集まりの中で語られたことから抽出された「自閉スペクトラム（ＡＳ）」の人たちの考え方・感じ方のエッセンスです。

この本には、類書ではあまり見られないユニークなところがあります。それは、ＡＳの人たちとＡＳでない著者が対話を何度も重ねて練られた言葉で語られているというところです。専門家側の視点でもなく、近年多く出されている当事者だけの言葉による発信でもないのです。ＡＳの人たちの発言に対して著者である金織氏が「なぜそう言うのだろう？」「なぜそう感じるのだろう？」と疑問に思い、議論を深めていくことによって、両者が納得できる言葉に洗練されていく過程を踏んでいるところが、この本の最大の魅力です。

たとえば、ＡＳの人とはどんな人かとの問いに対して、話し合いの結果「聞き流せない人」にまとまったというくだりは、とても印象的です。私はＡＳの臨床と研究の専門家ですが、最初にこの言葉を見たとき少し違和感がありました。ちょっと地味に感じたのです。でも、知り合いのＡＳの人にこの言葉について聞いてみると、しばらく考えてから「ああ、たしかにそうかもしれない」と言われました。じっくり考えて、いろいろ意見を出し合ってみると、不思議とこの言葉に落ち着くということです。この本では、ほかにもアスピーラボの皆さんが金織氏と語り合う中で磨き上げられた言葉の数々が出てきます。丁寧な「異文化交流」の中から生まれてくるこれらの言葉を読むことで、ＡＳに対する理解がとても深まっていくことを実感します。

この本がアスピーラボのメンバーなくしては生まれなかったことは言うまでもありませんが、非ＡＳなのにこんなにもＡＳの人たちの考え方、感じ方に興味を持って対話を重ねた金織さんの粘り強さに、深く敬意を表します。

専門家目線でも当事者目線でもなく、両者の交流の中から紡ぎ出された珠玉のワードを噛みしめながら読んでいただければと思います。ＡＳ当事者が読めば首がもげるほどうなずき続けること間違いなし。ＡＳでない人が読めば、「こんな世界があったのか」と目からうろこが落ちるでしょう。そんな読者の顔が目に浮かびます。新たなＡＳの理解に向けて、この本をご活用ください。

まえがき

皆さん、はじめまして。公認心理師、保健師の金織です。

私は自閉スペクトラム症（ＡＳＤ）の当事者と集まり、ＡＳＤについて話し合う自助会「アスピーラボ」を主宰しています。

そして本書は、その「アスピーラボ」の参加者の体験談や意見をまとめた、ＡＳＤ当事者の本音を知ってもらうための本です。

まず、「自閉スペクトラム症」あるいは「ＡＳＤ」と聞いてピンときますか？

「自閉スペクトラム症／自閉症スペクトラム障害（ＡＳＤ：Autism Spectrum Disorder）」は、２０１３年まで「アスペルガー症候群」や「広汎性発達障害」や「自閉症」などと呼ばれていた診断名です。

以下では、診断名である自閉スペクトラム症を指すときにＡＳＤと呼びます。

また、ＡＳＤと診断された方だけでなく、診断には至っていない、あるいは医療にかかる必要性はないけれどもＡＳＤの傾向がみられる方（つまりＡＳＤの特性を持つ方全般）を幅広く表現したいときに、ＡＳＤの「Ｄ（Disorder）」を取って「ＡＳの人」としています（そのため、本書ではアスピーラボの参加者も「ＡＳの人」と表記しています）。

そして、自助会の名称を「アスピーラボ」とした由来について言うと、ある海外の女性でアスペルガー症候群でもある方が、当事者を好意的に呼称するとき、「アスピー（Aspie）」と呼び始めて、この愛称が今でも欧米で使われていることにちなんでいます。

さて、「ＡＳＤについて知りたいなら当事者に聞いてみよう」ということで、アスピーラボの皆さんと共に、ＡＳＤについて話し合っています。

アスピーラボの皆さんに直接聞いて教えてもらったことは、医学書に書いてあるＡＳＤの印象とは正直なところ随分と異なり、場合によっては「医学書に誤解があるのではないか」と思うことすらありました。本書では、ＡＳＤについて、医療従事者の視点で無理に解釈せず、当事者の視点をＡＳの人も定型発達の人も理解できるよう努めました。「ＡＳの人がこれまで一人で抱えていた悩みや不安、うまく言葉にまとまらない思い」を多くの人に知ってもらい、ＡＳＤへの理解が深まってほしいと思って書きました。「ＡＳの人の本音をそのまま理解する」ことが本書のコンセプトです。本書の内容はアスピーラボで何度も話し合い、ＡＳの人が納得できる表現にすることで、

「ＡＳ視点のＡＳの人によるＡＳＤの本」になりました。

本書を読んだＡＳの方やそうでない方々にも、「この気持ち分かる！」「あの時の心のもやもやはこういった理由だったんだ！」と、ＡＳＤを理解して気持ちがスキッとなっていただけることを願っています。

ＡＳの人から教えてもらった新しい視点から読み解くＡＳＤ。ぜひお付き合いください。

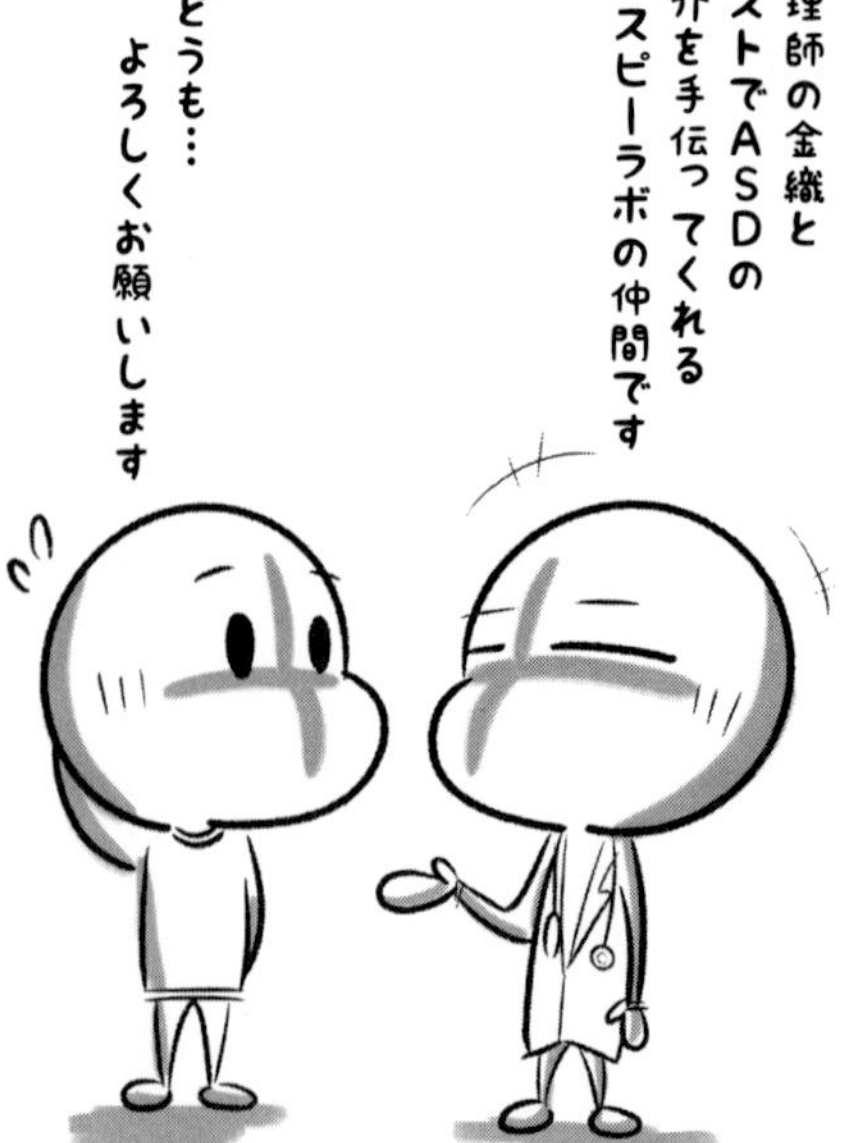
公認心理師の金織と
イラストでＡＳＤの
紹介を手伝ってくれる
アスピーラボの仲間です
どうも…
よろしくお願いします

目次

第2章 ASあるある

私の「普通」と他の人の「普通」が違うんです

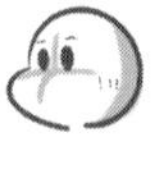

第3章 目的から行動を考える

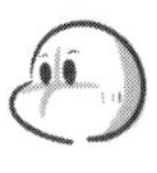

第4章 失敗が嫌い

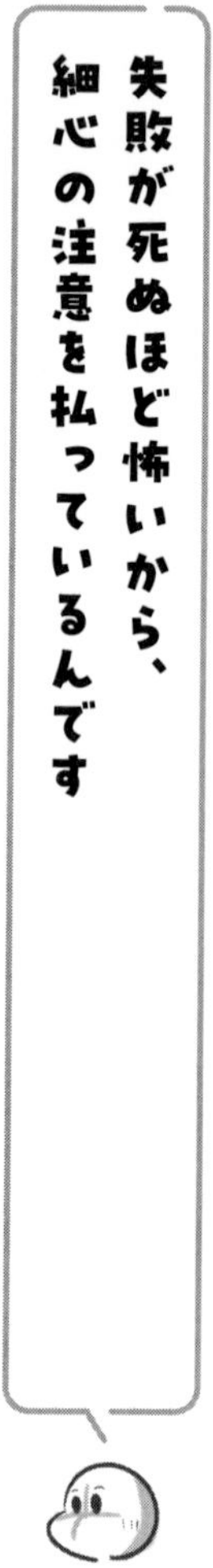

第5章

集中力の話

休憩の必要性が分かりません

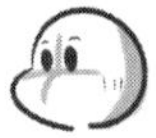

第7章

音と文字の話

音を字幕にして聞いています

第1章

ASDとASの人

空気が読めないと
言われます

ＡＳＤ（自閉スペクトラム症）とは

アスピーラボで学んだＡＳＤ特徴の話をしていく前に、まず一般的に医学書などに書かれている「ＡＳＤの概要」を私なりの解釈を加えながら説明したいと思います。

ＡＳＤは、Autism Spectrum Disorderの略で、日本語では「自閉スペクトラム症」あるいは「自閉症スペクトラム障害」と訳されます。

先天性の発達障害の一つで、主に二つの特徴があるといわれています。

まずは、「**コミュニケーション、対人関係の持続的な障害**」です。

相手の気持ちを想像し、言葉の意図を汲《く》むことが苦手といわれ、少しきつい言葉や反対の意味を含んだ冗談を真に受けて傷つくことや、当たり障りのない挨拶や社交辞令などを勘違いすることがあります。

また、暗黙の了解や曖昧な表現を察することができず、明確に具体的な指示がないと動けないことなどから、周囲に誤解を与えてしまい、人間関係がうまくいかないといった影響が出ることもあります。

例えば

◦母親から「お風呂が沸いたよ」と告げられても「今すぐに入りなさい」という意図が伝わらない。

◦上司から「空いてるときにやっといて」と言われたので、「仕事が空いていなければしない」と文字通りに受け取り、放置してしまう。

◦冗談交じりの雑談をしているときに、冗談だと気づけず論理的な正論を言ってしまう。

このようなことから、「**空気が読めない人**」とされてしまうこともあります。

そして、もう一つの特徴は「特定の分野への興味の偏りがあり、いつもどおりの行動や言動を好むこと」……いわゆる「**こだわりの問題**」です。

もちろん、こだわることは悪いことではありません。

こだわりの対象が仕事や勉学、人間関係で望ましいものとして認められると、秀でた才能として社会に受け入れられることもあります。

しかし、社会的に認められがたいこだわりの場合、授業中や仕事中、集団行動の最中にも自分のこだわりに気を取られ、本来すべきことがままならず、周囲に迷惑をかけてしまうことがあります。

また、物事にこだわると、周囲からは一見無意味と思える行動を執拗《しつよう》に繰り返して周囲を困惑させることもあります。

例えば

。朝のマイルーティンを優先して、遅刻する。

。したいことを優先して、日常生活や勉学・仕事が疎かになる。

。イレギュラーなことや不都合なことが起こり、こだわりが乱されると激昂したり全て諦めてしまったりする。

このようなことから、**「融通が利かない人」**とされてしまうこともあります。

大きくはこの二つの特徴ですが、**「感覚の過敏さ、または鈍感さ」**も診断項目に含まれます。

主に五感（視覚、聴覚、味覚、嗅覚、触覚）から、日常生活に支障が出るほどの苦痛や不快を感じる症状です。

例えば聴覚の場合、音に敏感で普通の音量であっても驚きやすかったり、些細な音が気になって物事に集中できなかったりして困ってしまうことがあります。

また、街中や飲食店など、たくさんの音が聞こえる場所では、自分が聞きたい音だけを聞き取ることが難しくなり、目の前の人の声が聞き取れなくなってしまうこともあるそうです。

いかがでしたか？

ここまで、ＡＳＤの概要を簡潔にまとめてみました。

もちろん、これらの特徴・特性には個人差があり、これらの特徴・特性が全て当てはまる人もいれば、一部しか当てはまらない人もいます。

また、ＡＳＤの特性が強く日常生活で困っている人もいれば、特性が弱く特に日常生活で気にならない人もいます。

もしかすると、自分にも当てはまるものがあってドキッとした人がいたかもしれません。

また、身近にいる人を思い浮かべた人もいるでしょう。

もしくは、このような人とうまく付き合うことができるのか……と抵抗を感じた人もいるかもしれません。

ここで少し、このような特性を持つ本人の視点に立って考えてみてほしいと思います。

相手の言葉に対し、自分なりに考えて行動をしているのに、なぜか相手をガッカリさせたり怒らせたりしてしまう。

みんなが楽しそうに話しているのに、自分にはどうしても面白いと感じられない。

耐えがたい音や感触を「ちょっとぐらい我慢しなさい」と周囲に言われる。


このようなことが毎日続いたらどうでしょうか？

「自分は周囲とうまくつながることができない」と感じ、周囲との距離を感じてしまうと思います。

これが、ＡＳＤが「**コミュニケーションの障害**」や「**社会性の障害**」といわれるゆえんです。

おそらくこの本に興味を持ってくださった方は、このような「生きづらさ」を自分自身か身近な人に感じ、どう理解すればいいのか考えたことがある人ではないかと思います。

最近では「ＡＳＤ」の認知度も上がり、インターネットや書籍での情報も増えてきました。

しかし、それらの情報の多くは、「ＡＳＤの症状」や「困っていること」について簡潔にまとまってはいるものの、「どういった理由があってＡＳＤの人（ＡＳの人）が困っているのか」その背景まで語られていることはそう多くありません。

実のところ、当事者自身も「なぜ自分が困っているのか」うまく言葉にしてまとめるのが難しく、語り合う機会も少なく、困りごとの背景をＡＳの人と周囲の人々の両者が納得できるようになるまで話し合う機会が少ないという事情もあります。


この本では、当事者に「ＡＳの人の考え方」や「なぜ困っているのか」を具体的に語ってもらい、困りごとの背景をＡＳの人々と周囲の人々の両者が理解できるよう長い時間をかけて言葉を選び書き上げました。

一般的な医学書とは少し切り口が違うため、一般的なＡＳＤ像とは違う点も多々あると思いますが、ぜひその違いも込みで楽しんでいただけると嬉しいです。

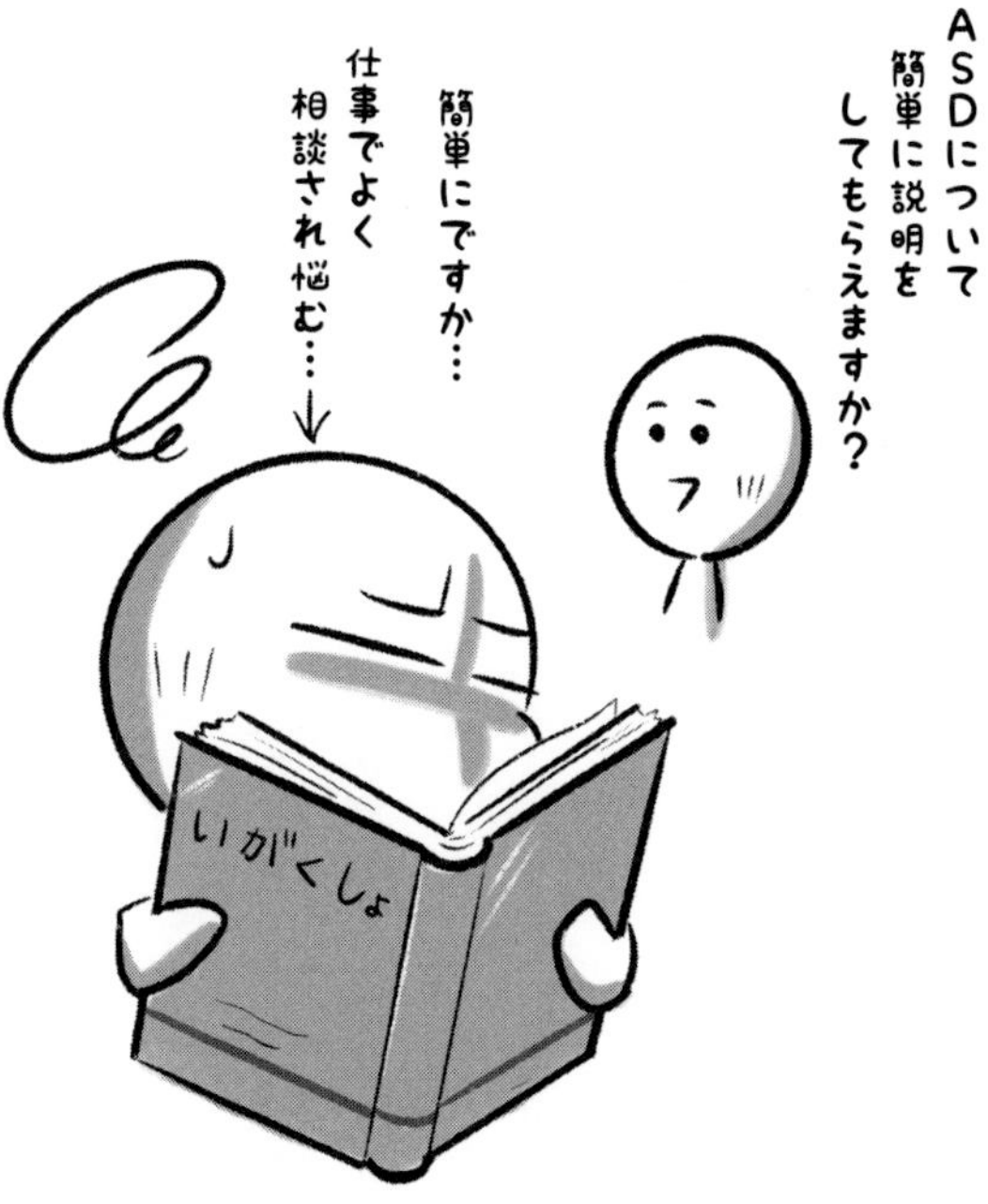
ASDについて
簡単に説明を
してもらえますか？
簡単にですか…
仕事でよく
相談され悩む…
いがくしょ

ＡＳＤとＡＳの人

　これから本書の本題に入る前に、お伝えしておきたいことがあります。それは、本書でアスピーラボのメンバーも含めて「**ＡＳの人**」と呼び、我々の活動を「**アスピーラボ**」と呼称している理由です。

　この話は、医療従事者や発達障害の支援に関わったことのある人でないと分かりにくい話かもしれませんが、少しお付き合いください。

　私は公認心理師、保健師として病院で働いています。

　私も含め医療従事者がイメージするＡＳＤ当事者は、「**今現在、治療を必要とし、病院に通院や入院をしている患者**」だと思います。

　しかし、社会には病院でＡＳＤの診断を受けた後、治療を終え、既に医療から離れたＡＳＤ当事者も多くいます。

　ただ、**障害であるＡＳＤに「治る」という考え方はありません**。

治療を終え、既に医療から離れた人は、「ＡＳＤが治り、ＡＳＤの特性がなくなった」わけではなく、工夫や努力によってＡＳＤの特性と付き合いながら一般的な生活を取り戻しています。

アスピーラボの参加者は、このような「ＡＳＤの診断を受けた後、治療を終え、現在は薬物療法などの積極的な治療を必要とせずに一般的な生活を送っているＡＳＤの当事者」が対象となっています。

アスピーラボは、積極的な治療を必要としていないＡＳＤ当事者の自助グループであるため、病院で治療を必要としているＡＳＤ当事者とは少し状況が異なります。アスピーラボの活動は、治療の一環ではありませんし、なおかつこのような自助グループの活動をまとめた本書は、医療の専門書ではないと考えています。

このように、アスピーラボの活動は医療現場とは一線を画すものであると考えているため、アスピーラボの参加者を医療の診断名である「ＡＳＤ」という単語を使わず、**「ＡＳの人」**と**表現**し、我々の**自助グループを「アスピーラボ」**としています（名称の由来は「まえがき」で述べたとおりです）。

現在は積極的な治療を必要としていないＡＳＤ当事者も、日々自身の障害や特性に向き合い苦労を感じている人が多いのですが、アスピーラボの参加者たちは自身が過去にそうであったような「今現在、体調不良などの二次障害に悩み、治療を必要としているＡＳＤ当事者」と、今の自分たちの状況が異なることを理解しており、本書では「ＡＳの人」という表現で医療と一線を引くことにしています。

「医療の専門書ではない」と言われると、拍子抜けに感じる方がいるかもしれません。「ＡＳの人」の体験をオープンにして掘り下げることに抵抗を感じる方もいるかもしれません。

本書で述べられる「ＡＳの人」が「医療現場におけるＡＳＤ当事者」のイメージと異なることに、違和感がある方もいるかもしれません。

ＡＳＤの知識が深い人ほど、本書に書かれている「ＡＳの人」のイメージが、医療現場におけるそのイメージと異なるかもしれませんが、それは新しい切り口から切り込んだ結果と考えていただけると幸いです。

アスピーラボでＡＳＤに対して向き合ったＡＳの方々の意見と本書が、ＡＳの人の自己理解と、周囲との相互理解を深めるきっかけになることを願っています。

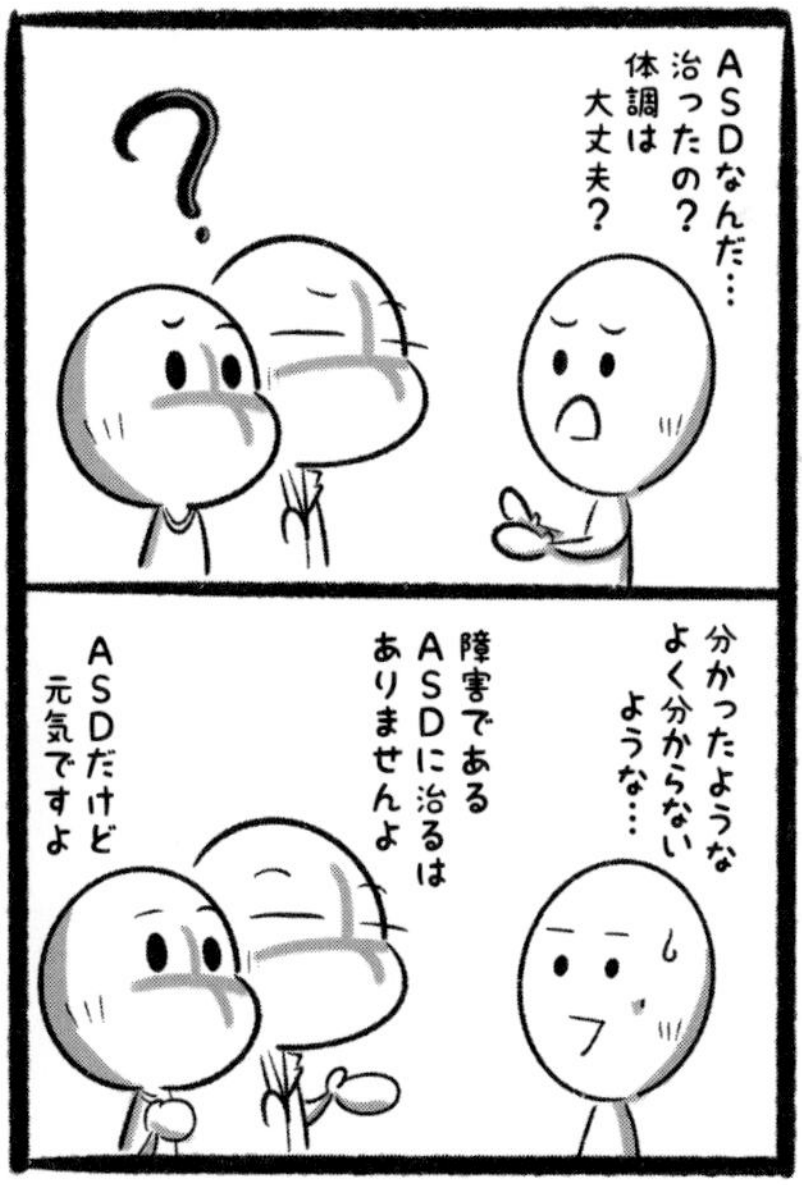
ASDなんだ…
治ったの？
体調は
大丈夫？
分かったような
よく分からない
ような…
障害である
ASDに治るは
ありませんよ
ASDだけど
元気ですよ

ＡＳＤといっても人それぞれ

皆さんはＡＳＤにどのようなイメージがあるでしょうか？

周りにいる友人や有名人、映画や漫画のキャラクターなど何かしらのイメージが思い浮かぶかもしれません。

では、ＡＳＤであると医師に診断された人は全員同じ性格、同じ価値観なのでしょうか？

いいえ、当然違います。

ＡＳＤといっても人それぞれなのです。

近年メディアでも「**発達障害**」について取り上げられる機会が増えており、ＡＳＤも広く認知されつつあります。

しかし、ＡＳＤのイメージが一人歩きしてしまい「ＡＳＤ＝こんな人」と決めつけられ、一人ひとりの性格や価値観がないがしろにされがちではないでしょうか？　それはＡＳＤの人（ＡＳの人）にとって大変つらいことです。

よく聞くＡＳＤのイメージといえば……

空気が読めない、人の気持ちが分からない、想像力がない。
人付き合いが苦手、できれば人と話したくないと思っている。
強いこだわりがある、頑なにルールを守ろうとする。
音、光、接触やスキンシップなどが苦手である。

しかし、アスピーラボのメンバーに、これらが全て当てはまる人はいません。
ＡＳＤの特性は、人それぞれ違うのです。
さらに、性格や価値観も加わり、誰もがオンリーワンなのです。

本書を読むにあたって読者にご理解いただきたいのは、「本書に書いてあることがＡＳＤの全てではない」という点です。

本書に書いてあることに当てはまるから、私は（あの人は）ＡＳＤだ。

本書に書いてあることに当てはまらないから、私は（あの人は）ＡＳＤではない。

本書に書いてあることに全て当てはまらないと、ＡＳＤとは言えない。


などと勘違いしないでください。


もしＡＳＤであるか否かを確かめたい人がいる場合は、必ず医師に相談しましょう。

また、ＡＳＤの相談をするときは、発達障害やＡＳＤを専門としている医師に相談することをおすすめします（ＡＳＤの専門機関は、インターネットや地域の保健福祉センターなどで調べることが可能です）。

ＡＳＤは、専門にしている医師でないと診断が難しいものです。

本書を読むときも「ＡＳＤの人の中にはこんな困りごとを持つ人もいるんだ……」と、あくまでも一例として読んでいただけると幸いです。

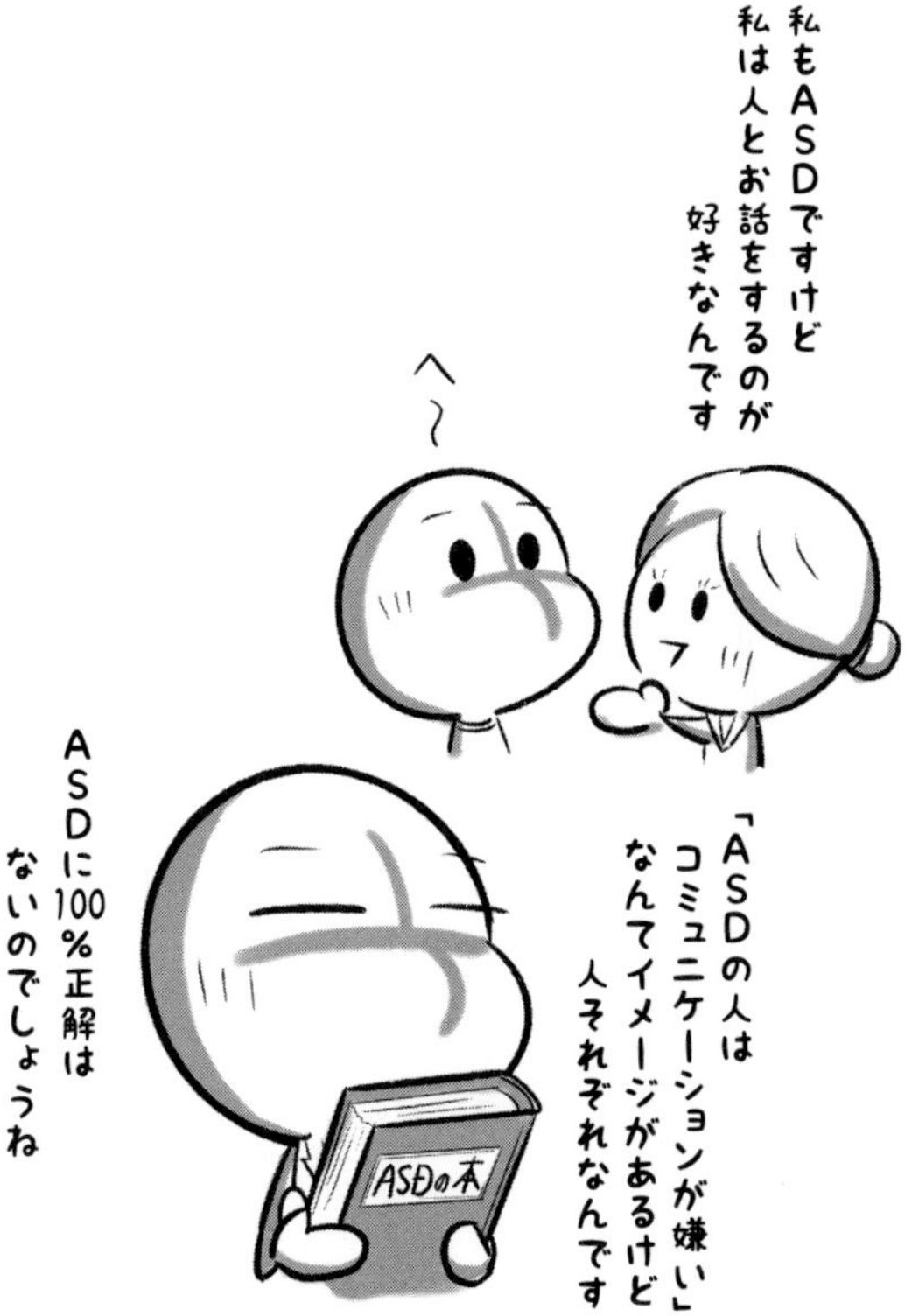
私も私はASDですけど
人とお話をするのが
好きなんです
へ〜
「ASDの人は
コミュニケーションが嫌い」
なんてイメージがあるけど
人それぞれなんです
ASD
ASDに100％正解は
ないのでしょうね
ASDの本

ＡＳの人に聞く「ＡＳの人とはどんな人ですか？」

アスピーラボの皆さんに「ＡＳの人とはどんな人ですか？」と問いかけ、話し合ってもらいました。

その結果、満場一致で「**聞き流せない人**」という答えに至りました。

この一言にまとまったとき、アスピーラボの皆さんは大いに盛り上がり納得していたのですが、私は「そんな言葉にまとまるのか……正直、意味が分からない（苦笑）」と予想外の表現に驚いていました。

意味が分からないままではいけないので「聞き流せない人」について詳しく教えてもらうと、どうやらこの言葉には多くの意味が含まれており、総じて「聞き流せない」という言葉に集約されていることが分かりました。

聞き流せない理由は、大きくまとめると次の五つです。

①聴覚過敏

ＡＳＤの特性の一つである聴覚過敏のために、特定の音が気になり「聞き流せない」そうです。（詳細は第7章の「ＡＳの人は耳がいい…わけではない～聴覚過敏～」の節188ページを参照してください）

②言葉の意味に集中している

ＡＳの人は会話中、頭をフル回転させ言葉に集中しており、人の話を「聞き流せない」そうです。会話を頭の中で文字に起こし、逐語録のように読み上げることで言葉を理解している人もいます。（詳細は第7章の「ＡＳの人は耳がいい…わけではない～聴覚過敏～」の節188ページと「音を字幕にして聞いています」の節194ページを参照してください）

③ 一つのことに集中している

ＡＳＤの特徴である高い集中力は一点集中の傾向にあり、複数のことに注意を払うこと（電話中にメモを取る、複数人と会議をするなど）を苦手とする人がいます。

このため、一つのこと、一つの言葉に集中しており、些細なことも「聞き流せない」そうです。（詳細は第5章129ページを参照してください）

④ 物事を正確に理解しようとしている

ＡＳの人は、何事も正確に理解したいと考えている人が多くいます。

しかし、世の中には曖昧な事象は多く、全てを正確に把握することはできません。

それでも、その曖昧さを許容することができずに気になり「聞き流せない」そうです。（詳細は第7章の「人の話をきちんと聞いています」の節201ページを参照してください）

⑤過去のことをリアルに記憶し鮮明に思い出せる

ＡＳの人には、周りの人が忘れてしまうような些細なことも覚えている人がいます。体験したエピソードを、見たままの映像として録画したように記憶しているようです。

特にネガティブなことは心に刺さったまま、いつまでも「水に流せない（忘れられない）」そうです。（詳細は第３章の「スマホをなんとなく見ない」の節74ページを参照してください）

「聞き流せない人」とは、これらの思いを一言にまとめた表現のようです。ＡＳの人にとって他人の些細な言葉の一つ一つが聞き流せないものなのです。

このような表現は医学書にはなく、話を聞けば聞くほど妙に納得してしまうようなＡＳの人の発言に、私は興味をそそられました。

アスピーラボを通して、静かな空間でゆっくりと会話ができると、さまざまな気づきが得られる有意義な時間を与えてくれることを実感しています。

まさに、ASの人は私たちとの会話を聞き流さず真剣に受け止めて、考えてくれる誠実な「聞き流せない人」です。

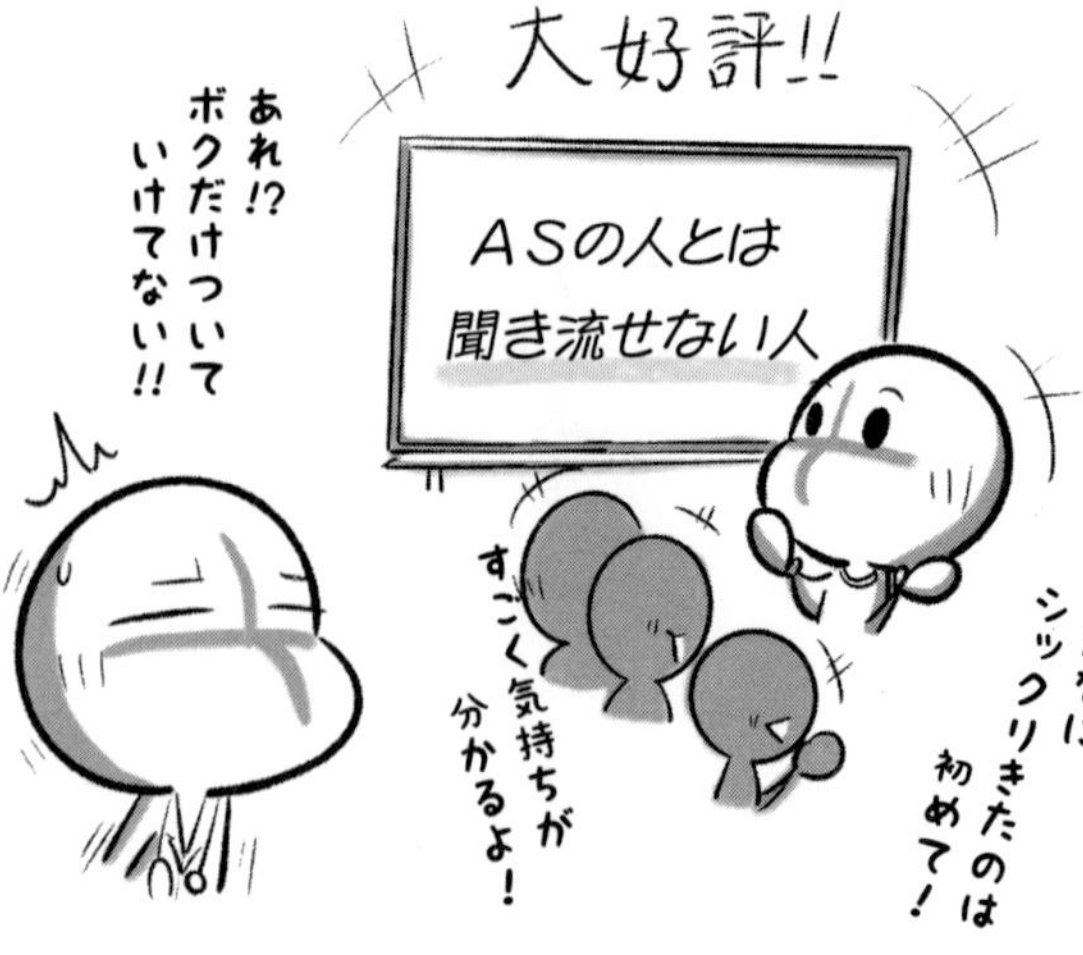
大好評!!
ASの人とは
聞き流せない人
こんなにシックリきたのは初めて!
すごく気持ちが分かるよ!
あれ!? ボクだけついていけてない!!

ＡＳでない人に聞く「ＡＳの人とはどんな人ですか？」

今度は、ＡＳの人を知る定型発達の方に「ＡＳの人とはどんな人ですか？」と問いかけ、話し合ってもらいました。

なかなかまとまりませんでしたが、強いて言うなら「**とにかく真面目な不器用さん**」と言わせていただきます。

というのも、ＡＳの人は、人の話を真剣に聞き、サボったり手を抜いたりすることがなく、ルールを必ず守ろうとする「とにかく真面目」な印象があります。一方で、融通が利かず臨機応変な対応が苦手な印象もあります。

世間では、重要でない仕事を後に回したり、あえて手を抜いたりすることがあります。また、慣例だけで意味を持たないルールは、無視してしまうこともあるでしょう。

しかし、ＡＳの人はこのような行いをせず、何事にも正面から全力で挑むため、壁にぶつかってしまうこともあり、「不器用だな」という印象を受けます。

これらをまとめて「とにかく真面目な不器用さん」と表現させていただきました。

さて、皆さんは「聞き流せない人」と「とにかく真面目な不器用さん」の二つをどう思いましたか？

しっくりきた人、納得がいかない人、意味が分からない人……いろいろといらっしゃると思います。

本書を通して、ＡＳの人とそうでない人の双方がＡＳＤをどのように捉えているのか、そのギャップが狭まり相互理解が進むきっかけになることを願っています。

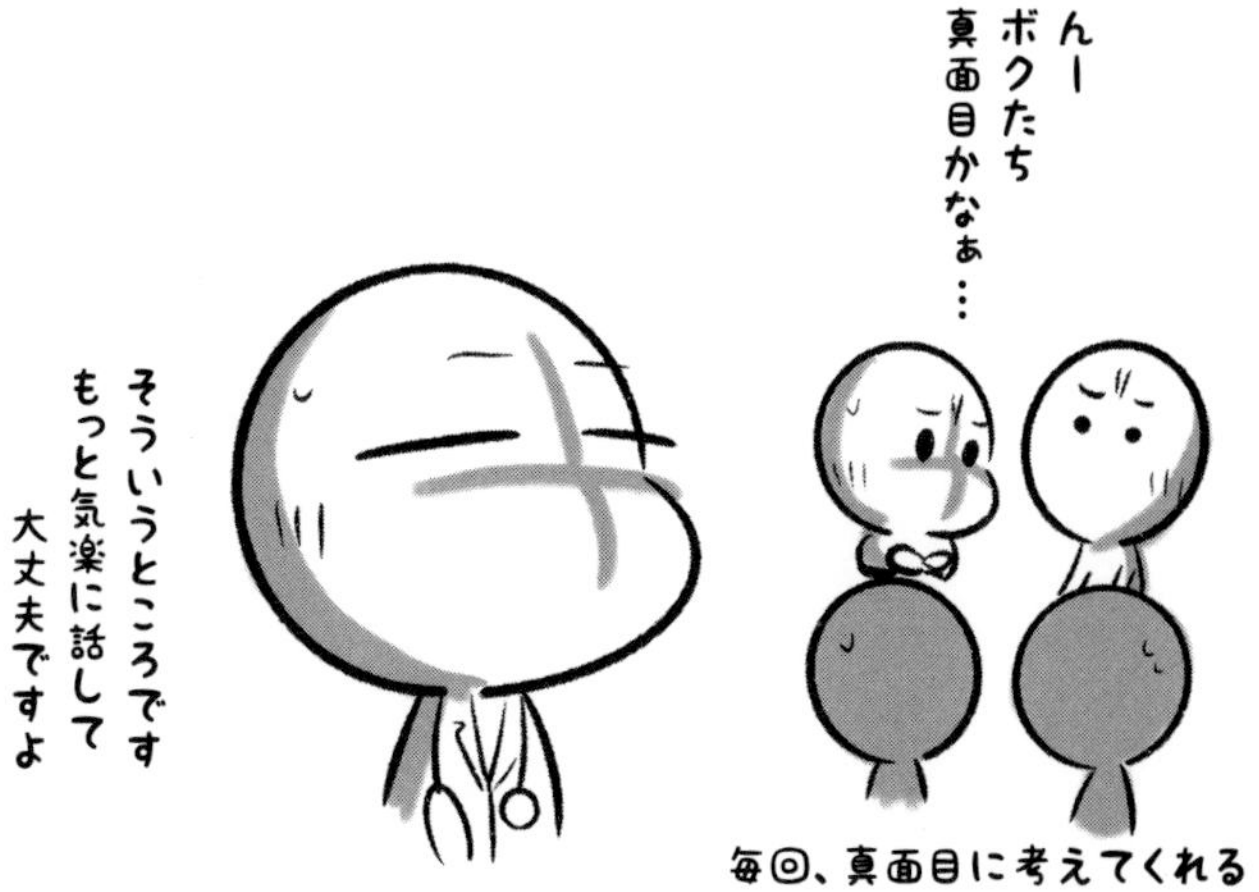
んー
ボクたち
真面目かなぁ…
そういうところです
もっと気楽に話して
大丈夫ですよ
毎回、真面目に考えてくれる

「どうか私（ASD）を知ってください」

「僕は一体どんな人間なんだろう？」

Q&A

教えて！ アスピーラボのこと

Q1

アスピーラボはどういう経緯で発足したのですか？

私の勤務している病院では、発達障害の方を対象とした認知行動療法プログラムを行っています。そのプログラムを終了したASDの方々からの「当事者同士でもっと思いを共有したり話し合ったりする場が欲しい」という声を受け、私自身も「ASDの方の気持ちや困りごとを直接聞いて、もっとASDのことを知りたい」と思い、アスピーラボという自助グループをつくりました。

Q2

アスピーラボのメンバーは、どのような方々ですか？

アスピーラボのメンバーは、「ASDの診断を受けた後、二次障害（不眠、過度の不安や緊張）に対する薬物療法などの治療が安定し、現在は積極的な治療を必要とせずに日常生活を送っているASDの当事者」です。

Q3

アスピーラボはどのように開催しているのですか？

当初は、メンバーが集まり対面式で行っていましたが、現在は（執筆時点では）月に1回ウェブ会議で行っています。

「ASDの特性」に対し当事者がどのように考えているのか、実体験などのエピソードを中心に語り合っています。

他にも、ASDに関連した映画や本の感想を共有し、時には「この漫画に共感しました」や「この曲の歌詞に感動しました」など、自由に話をしています。

Q4

アスピーラボに参加したいのですが、どうしたらいいですか？

アスピーラボのいつものメンバーが、いつもどおりの雰囲気の中で安心して自由に話し合える場を保つために、現在のところ新規の入会者は受け付けておりません。ご理解のほど、よろしくお願いします。

アスピーラボは、今後もASDについてさまざまな検討を続けたいと考えており、ご意見やご相談はぜひ伺いたいとも考えています。

アスピーラボへご意見やご相談がある場合には、下記のメールアドレスへご連絡をいただけると幸いです。

メールアドレス：aspie_lab@will-msl.com

Q5

アスピーラボのような自助グループは、他にありますか？

ここ数年で、各地の自助グループは少しずつ増えているようです。

自閉スペクトラム症（ASD）、注意欠如多動症（ADHD）、あるいはその両方の発達障害を対象とするなどさまざまな会があります。

自助グループにはさまざまな参加者やタイプがあり、「傾聴型」「テーマトーク型」「グループワーク型」などがあり、自分に合うところを探してみるとよいと思います。

ホームページだけでは分からない場合も多いですから、興味を持ったところには気軽に連絡してみてください。

　または、各地域での発達障害に関する情報は「発達障害者支援センター」「精神保健福祉センター」にお問い合わせいただくことをおすすめします。

第2章

ASあるある

私の「普通」と
他の人の「普通」が
違うんです

ＡＳＤは空気が読めない…？

ＡＳＤは、**「コミュニケーションの障害」「社会性の障害」**があるといわれています。

このため精神医学では、**ＡＳＤは独自のこだわりが強く、空気が読めない**といわれています。

しかし、アスピーラボのメンバーからは「日常的に空気を読もうとしている」発言が多く聞かれ、「空気が読めない」「空気を読もうとしない」といわれるＡＳＤの固定観念を引っくり返す言葉に私は驚きました。

しかも、「空気を読むことが得意だ」と言う人もいました。

ＡＳの人と話していると分かりますが、ＡＳの人は人の話を真剣に聞き、その内容を真面目に考えており、決して人の話を聞かずに安易な発言をしません。

それなのに、なぜ「ＡＳＤは空気が読めない」と言われてしまうのか……アスピーラボを通して、二つの可能性が見えてきました。

①なんとなく空気を読むことは苦手

私たちは、常に空気を読んで生活をしています。特に仕事で偉い人を接待するときなどは、相手の話に聞き耳を立て、顔色を窺《うかが》い、いつも以上に真剣に空気を読みながら立ち回っていると思います。ただし、常に真剣に空気を読んでいては疲れてしまいますよね。ですから、私たちは普段なんとなく空気を読みながら生活をしています。

一方でＡＳの人は、空気を読むことはできますが、「なんとなく空気を読む」ことが苦手なため、常に「真剣に相手の話を聞き、空気を読み、返答を考えている」そうです。

想像してみてください、「常に仕事で接待をするような緊張感が続く生活が続いたなら……」私なら精神的に参ってしまいます。

このようにＡＳの人は、常に誰に対しても全力で気を張ったコミュニケーションを取るため、疲れやすく、コミュニケーションを取ること自体に苦手意識を持つ人が多いようです。

②真面目に考え過ぎてしまう

空気を読むとは「その場の雰囲気や流れを推察する」ことで、その目的は「その場の雰囲気やノリに応える」ことです。簡単に言うと、空気を読むとは「その場を盛り上げたり、無難にやり過ごすこと」を期待するもので、決して「正解」を期待するものではありません。下手に「正解」を言うと、「盛り上がっていたのに真面目なことを言うから白けた」などと言われ、空気を読めない人だと言われてしまいます。

ところが、ＡＳの人は真剣に空気を読み、真面目に返答を考えるため、合理的な「正解」を答えてしまうようです。

残念ながら、空気を読む場では誰も「正解」を期待していませんから、ＡＳの人が真剣に空気を読み、真面目に考えた「正解」を言うと、周囲に「空気が読めない」と思われることがあるようです。

以上のことから、結果的には「ＡＳの人は空気を読むことが苦手だと言われてしまう一面がある」と私は考えています。

ただし、**ＡＳの人が空気を読めないのは、「人の話を聞かずに安易な発言をしているのではないし、人の心が分からないからではない」**と断言します。

★周囲の方へ

ＡＳの人は、一見空気が読めていないような発言をするかもしれません。

しかし、それはＡＳの人が「あなたの話を真剣に聞き、真面目に考えた結果」です。

この点だけはどうか、ご理解いただきたいと思います。

一方、ＡＳの人に気をつけていただきたいこともあります。

☆ＡＳの方へ

真剣に空気を読み続けることは、精神力を使う大変なことです。

真剣に空気を読み過ぎた結果、精神的に疲弊し、体調を崩してしまうＡＳの人がいます。

もし、体調を崩すほどに周囲とのコミュニケーションで悩む方は、一度医師に相談をしてもよいかもしれません。

ポイント

ＡＳの人は、常に全力で空気を読んでいる。

そして、真面目に考え過ぎて「正解」を答えようとして、空気を読み間違えがち。

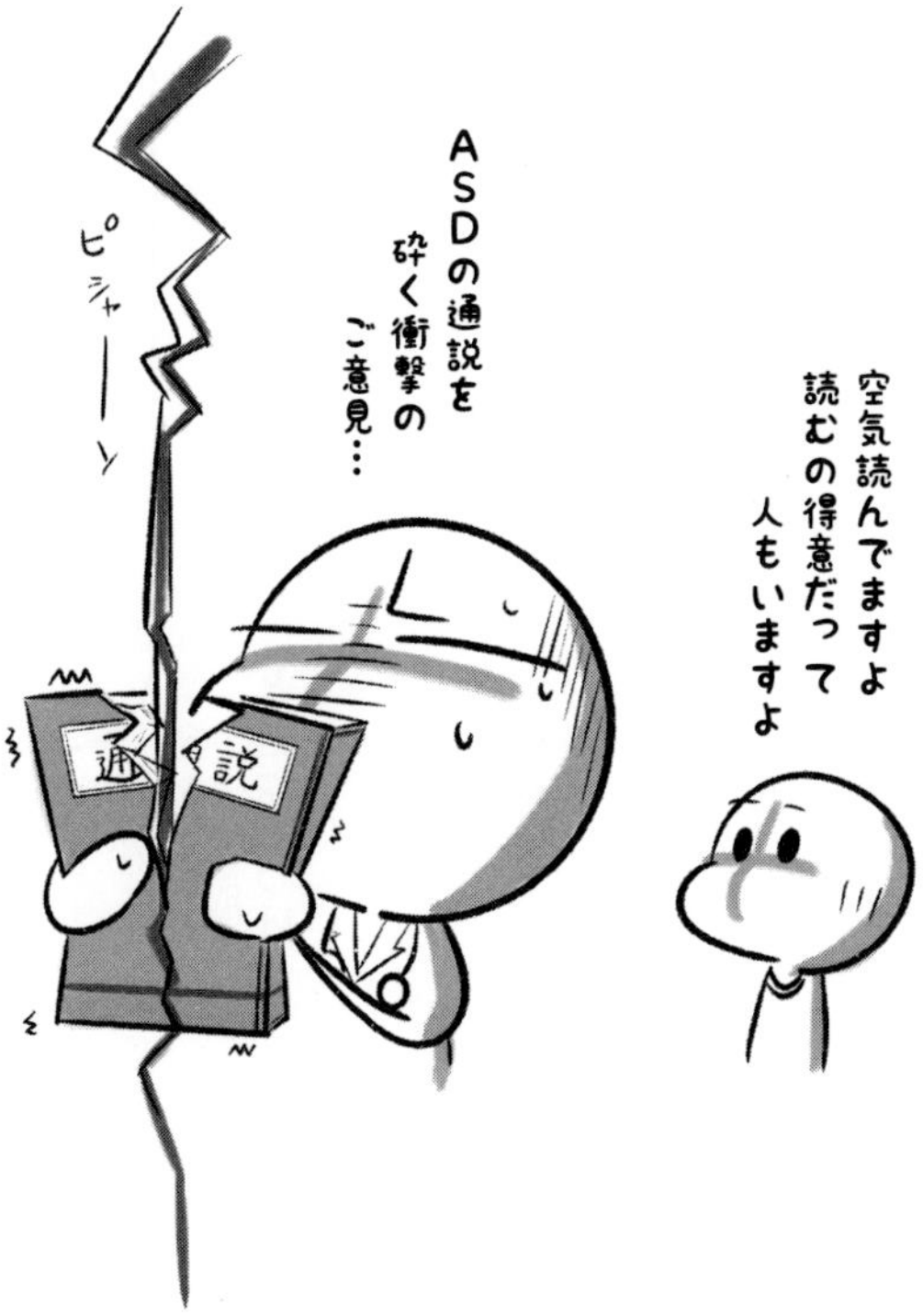
空気読んでますよ
読むの得意だって
人もいますよ
ASDの通説を
砕く衝撃の
ご意見…
ピシャーーン
通説

「そんなこと言ったっけ？」って何？

皆さんは過去の自分の発言に、「あれ……そんなこと言ったっけ？」となったことがありませんか？

私は多々あります。

一方、ＡＳの人は会話の内容をよく覚えており、「この前、こう言いましたよね」と逆に相手に指摘することが多いようです。

当然、一から十まで全ての会話を覚えているわけではありませんが、周囲と比べて「自分はよく会話の内容を覚えている」自覚があるそうです。

そして、周囲に対し「どうしたら自分の言ったことを簡単に忘れられるのだろうか？」と疑問に思うそうです。

では、なぜＡＳの人は会話をよく覚えているのでしょうか？

理由は簡単で、「**相手の話をよく聞き、よく考えて発言している**」からです。（詳し

くは第7章の「人の話をきちんと聞いています」の節201ページを参照してください）

さて、「相手の話をよく聞き、よく考えて発言している」ことは良いことです。

一見なんの問題もないように感じますが、実は「相手の話をよく聞き過ぎることによる問題」があるのです。

皆さんは会社の社長や怖い先輩など目上の人と真剣な話をする場合、いつも以上に相手の話をよく聞いていると思います。

そんなときに、相手から不意に気になる一言を言われたらどうでしょう?

例えば、相手から「それはダメだなぁ」と言われたら……。

「何がダメだった?」「気分を害した?」「どう返事をすればいい?」と頭をフル回転させると思います。

また、その場は適当な返事をしてやり過ごしたとしても、しばらくの間「失敗したかな……」と気になると思います。

このように「相手の話をよく聞く」ことは、とても精神力を使うのです。

ＡＳの人の場合、常に相手の話をよく聞いていますから、たとえ友人であったとしても、目上の人と真剣に話しているときと同様に精神力を使っているようです。

ここで厄介なのは、友人との会話は「**ふざけた一言**」が増えることです。

例えば、友人から「おまえ、馬鹿かよ」とふざけて言われたとしても……多くの人は気にも留めないでしょう。

しかし、ＡＳの人は真剣に話をしていますから、真面目に受け止め、「何か間違えた？」「馬鹿なことを言った？」と気にする人が多いのです。

このように、ＡＳの人は人と話しているとき、周囲が思っている以上に精神力を使っているのです。

では、どうすればよいのか？

☆ＡＳの方へ

まずＡＳの人は、「多くの人が日常では案外、安易な発言をしている」と知ってください。

「これは雑談だな」「この人は感情的な発言が多いな」と感じたら、受け流すことも重要です。

ただし、時と場合によっては全てが安易な発言というわけではありません。

明らかに重要な場では、真剣に受け止め、相手に発言の意図を確かめるとよいでしょう。

もしも、気を使い過ぎて精神的に疲れてしまったら無理をしてはいけません。

疲れてしまう相手からは距離を取り、自分を守れるようにしましょう。

★周囲の方へ

周りの人は、「ＡＳの人と話すときは少し紳士な会話」を心がけていただけると幸いです。深刻かつ真面目に話す必要はありません。真摯ではなく紳士な会話です。

ＡＳの人はあなたの話を、目上の人と話すときのように真剣に聞いてくれていますから、話す側も軽口や下品な言葉を控え、丁寧に話していただけると助かります。

たとえ小さなお子さんに対してであっても、ぜひ紳士に話してみてください。ＡＳの人はこちらの話をよく聞いてくれますから、落ち着いて紳士に伝えると、話を親身に受け止め、良き理解者になってくれると思います。

ポイント

ＡＳの人は、常に真剣に相手の話を聞いて、よく考えている。
そのため、雑談でも一言一句、真に受けがち。

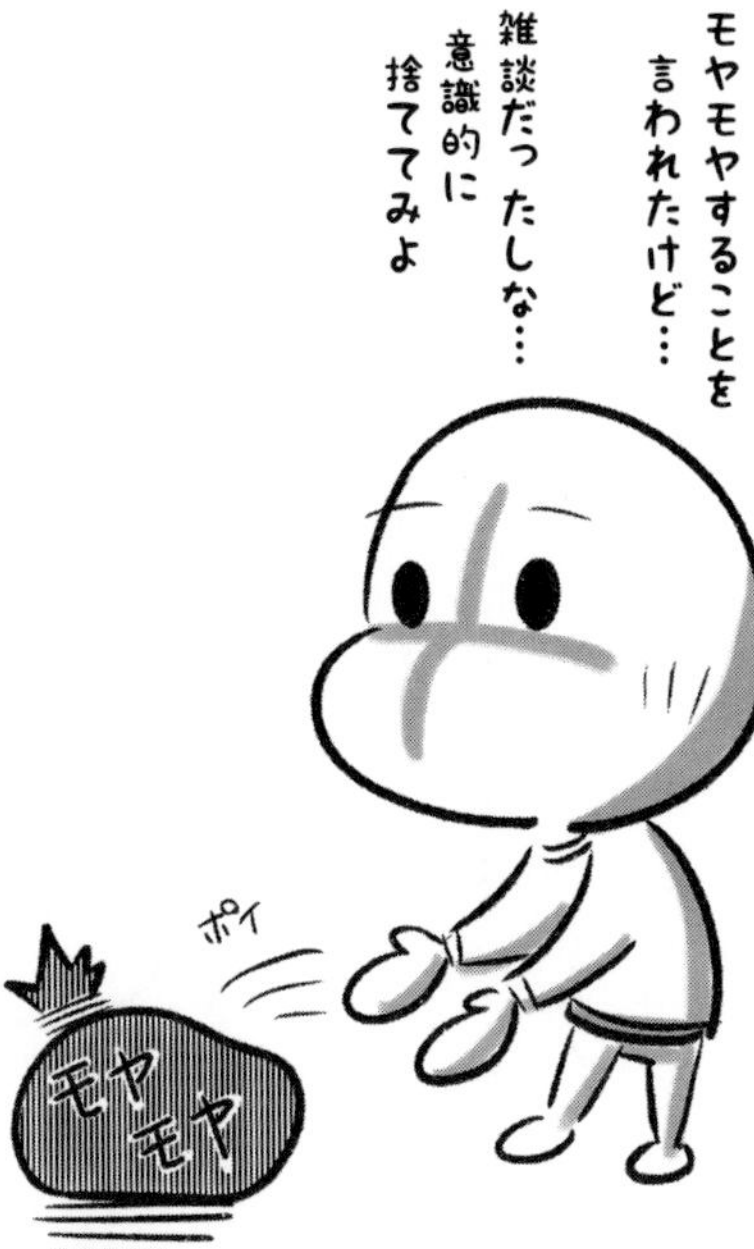
モヤモヤすることを
言われたけど…
雑談だったしな…
意識的に
捨ててみよ
ポイ
モヤモヤ

「休憩の必要性が分かりません」でも疲れやすい

「休憩の必要性が分かりません。会社の昼休みが仕事の邪魔なんです」

これは私が驚いたアスピーラボでの発言ベスト3のひとつです。

「休憩を入れないと集中力がもたないよ」と私が説明をすると……「もしかして、皆さんは昼休みが欲しいのですか？　私は、会社のルールだから仕方がなく休憩をしています」と言われたのにも驚きました。

当然、ＡＳの人もお腹が減るため昼食の必要性は理解しています。

しかし、昼食は15分程度で食べ終わってしまうので昼休みは1時間も必要なく、昼休みを短くした分、早く仕事を切り上げて家に帰りたいと言います。

このように、会社での**休憩の仕方やタイミングが分からない**というＡＳの人は多いようです。

加えて、仕事の途中で飲み物を飲むことも、トイレに立つことも少ないようです。

中には、「あまりにも休憩を取らないと周囲に心配されるので、定期的に休憩しているフリをしている」と言う人もいます。

この話を聞くと、「ASの人はトイレに行きたくなったり、喉が渇いたりしないの？」と不思議に思う人がいるかもしれません。

しかし、私もASの人の気持ちが分かるところがあります。

私は以前、看護師として手術室で働いていましたが、6時間を超える手術中でも、トイレに行きたくなったことはありません。

手術中に「ちょっと休憩」などと言う医師も見たことがありません。人は、緊張感を持って仕事に集中しているとき、休憩の必要性を感じる「隙」がないのです。

ASの人の場合も休憩が不要なわけではなく、仕事中は**常に緊張感を持っているため、休憩の必要性を感じる「隙」がない**のです。

また、ASの人が休憩の必要はないと思う理由の一つとして、「昼休みにトイレの個室に入ったとしても、会社にいる間は『仕事中だ』という緊張感があり気が休まらない」と言います。

ASの人は、たとえ誰にも見られていなくても、昼休み中であっても、会社にいるだけで仕事モードが抜けないのです。


ここで注意しないといけないことは、**ASの人は休憩の必要性を感じる隙がないだけで、疲れている**という点です。

私も6時間の手術に立ち会った後は、疲れがドッと襲ってきます。

誰しも緊張感を持って働いた日はドッと疲れるように、常に緊張感を持って働くASの人は、その後にドッと疲れるはずなのです。


実は、ASあるあるの一つに「**ASの人は疲れやすい**」があります。

「休憩の必要性が分からない」と言ったり「疲れやすい」と言ったりと一見矛盾しているようですが、そうではありません。常に緊張感を持っているASの人が休憩の必要性を感じる隙がないだけで、実際は緊張によって人一倍疲れているのです。

☆ASの方へ

緊張感を持って仕事に取り組むことは良いことですが、体調を崩しては元も子もありません。

たとえ休憩の必要性を感じなかったとしても、ASの人も休憩を取るべきです。

そこでおすすめなのは、アスピーラボのメンバーも実践している「休憩をするフリ」です。

たとえ休憩の必要性を感じていなかったとしても、周囲のペースに合わせて休憩を取り、休憩するフリをしてみてください。

ただし、周囲と会話をしたり、気分転換に何かをしたりすると、ASの人は真面目に取り組んでしまって休憩にならないことがあるので、目を閉じて深呼吸することをおすすめします。

目を閉じてゆっくり深呼吸し、全身の力を抜いて、身体のどこかが疲れていないか探してみてください。

理想の休憩時間は5分程度ですが、あまり長時間目を閉じていると、周囲に「寝ているの？」と聞かれるかもしれません。

しかし、1回1分程度であれば「ちょっと目が疲れたので……」と言えば周囲も納得してくれるでしょうから、その後はボーっと少し遠くを眺めている程度がよいかもしれません。

ASの皆さんは「疲れやすい」と思ったら、「自分が周囲と同等に休憩を取れているか」確認し、休憩の必要性を感じなくても休憩するフリをして、身体の緊張を緩ませる時間をつくってください。

★周囲の方へ

このようにASの人は、会社に限らず学校や習い事、部活動、趣味の場であっても、休憩の必要性を感じないほど真剣に取り組んでしまいます。

周囲の皆さんは「ASの人が頑張り過ぎていないか？」「適切に休憩を取れているか？」を気にかけ、疲れている様子であれば声をかけていただけると助かります。

ポイント

ＡＳの人は、何事にも全力で取り組むため休憩する隙がない。
だけど、休憩は健康のために定期的に取ろう！

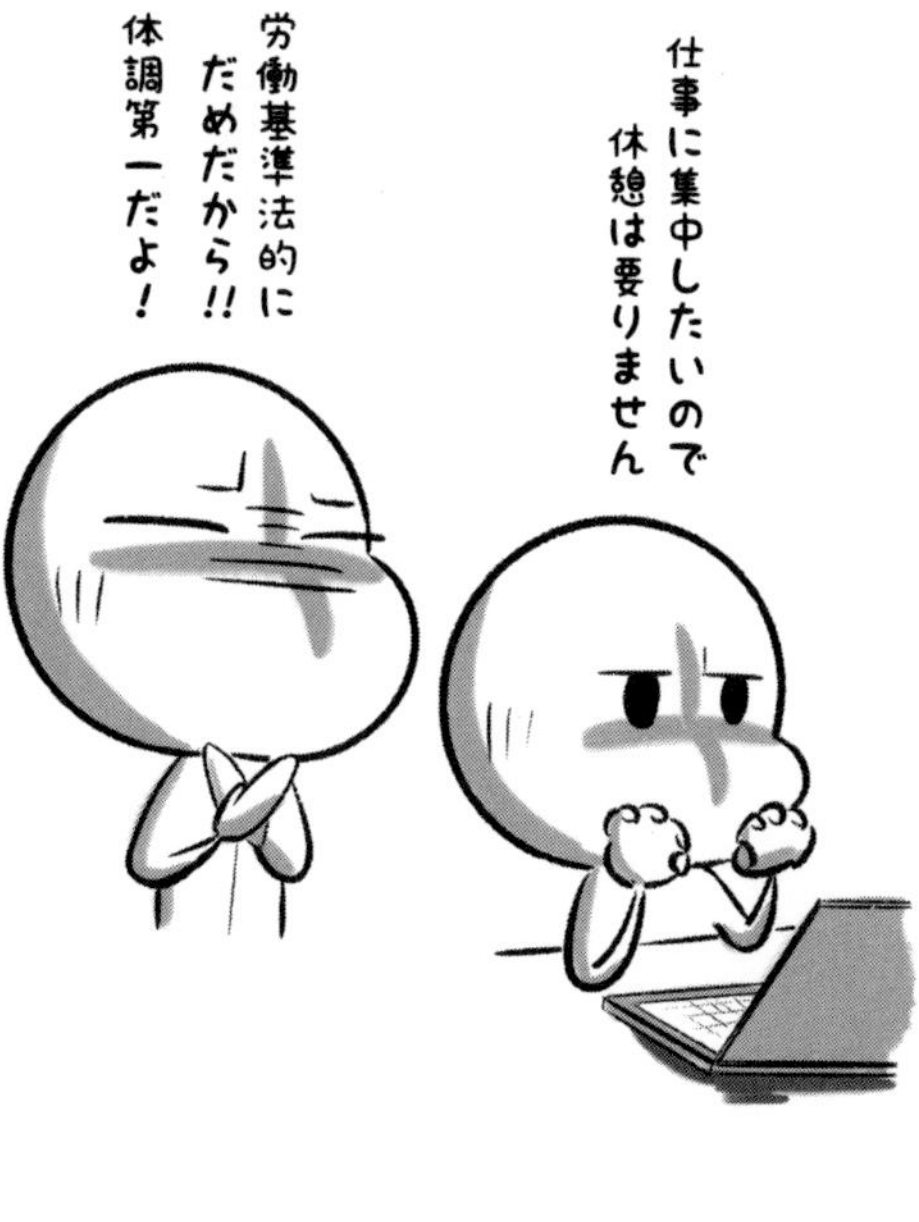
仕事に集中したいので
休憩は要りません
労働基準法的に
だめだから!!
体調第一だよ！

アスピーラボの
皆さんからの
メッセージ

「これが私の普通です」
「これがＡＳの人の日常です」

第3章

目的から行動を考える

「なんとなく」って何ですか？
意味なく行動する意味が
分かりません

毎日にタイムスケジュールがある

皆さんは、どれぐらい時間を気にして生活をしていますか？

平日の朝であれば、「何時に起きて、何分間食事をとり、何時に家を出る」とルーティンが決まっている人が多いと思います。

また、会社や学校でも仕事や授業の時間に合わせ、大まかなルーティンが決まっていると思います。

しかし、帰宅後や休日はどうでしょう？

「あまり遅い時間に食事をするのは良くないな」「何時までに寝ないと明日に響くな」ぐらいはあるかもしれませんが、特段の用事がないかぎり「何時に何をする」と細かく決めている人は少ないと思います。

一方、ASの人は「何時まで」「何をする」というスケジュールを細かく決めている人が多いようです。

例えば……

◦朝は、「何時までに起きる、何時までに食事を終わらせる、何時までに家を出る、何時までに駅に着く、何時の電車に乗る……」

◦帰宅後は、「何時までに夕飯を食べる、何時までテレビを見る、何時から風呂に入る、何時まで休憩する、何時までに寝る……」

内容は人によって異なりますが、スケジュールを細かく決め、まるでタイムアタックをしているかのように毎日を過ごしているそうです。

では、なぜこのように時間を決めるのでしょう？

その答えは「**旅のしおり**」を思い出していただくと想像しやすいと思います。

初めての土地へ旅行をするとき……ましてやそれが海外ともなれば、少なからず不安がありますよね。

ですから、旅行に出かける前に「何日は何時にどの交通機関を使ってどこに行こう、移動時間は何分だから何分間は観光ができる」と細かいスケジュールを決め、少しでも安心して旅行ができるように準備をすると思います。

このように、人はスケジュールが決まっている方が安心するのです。

ただ、毎日細かいスケジュールを考えることは大変なため、多くの人は日常的に細かいスケジュールを決めていません。

一方、ＡＳの人は**常に安心を得るため、毎日の細かいスケジュールを決めているの**です。


しかし、この「スケジュールを細かく決めることで安心を得る方法」には大きな弱点があります。

例えば、細かくスケジュールを決めた旅先で道に迷ったり、定刻どおりに電車が来なかったり、レストランの予約に遅れそうになったりしたら……いつも以上に不安になり、焦ってしまいませんか。

一方、最初から目的地を決めず、来た電車に乗るつもりで、レストランの予約もしていなければ、このような不安に襲われることはありません。

実は、スケジュールが細かく決まっていると安心を得られる反面、スケジュールが狂ったときには不安が大きくなるという弱点があります。

ですから、常にスケジュールを決めているＡＳの人は、**日々のスケジュールやルーティンが狂ったときの不安が大きく、スケジュールの変更を嫌う**人が多いのです。

アスピーラボでは、スケジュールが決まっていない不安を取り除くため、「必要に迫られてスケジュールを決めている」と言う人もいました。

また、スケジュールに合わせた体調を管理をしている人もいて、「スケジュールの変更は不安になるだけではなく、体調を崩す原因になる」と言う人もいました。

ＡＳの人にとって「毎日にタイムスケジュールがある」こと、そして「スケジュールを守る」ことはとても重要なことなのです。

★周囲の方へ

ＡＳの人と行動を共にしていると、「どうしてそこまでスケジュールにこだわるのか？」と理解できず、「時間や予定の融通が利かない面倒くさい人だ」と感じることがあるかもしれません。
そんなときには「旅のしおり」を思い出していただき、「スケジュールやルーティンが狂うのが不安なのかもしれない」と考えていただけると幸いです。

☆ASの方へ

一方、ASの皆さんには「最初からスケジュールを決めない安心（スケジュールが狂い不安になることがない安心）もある」こと、「スケジュールが決まっていない気楽さを好む人もいる」ことを知っていただければと思います。たまには周囲の人にスケジュールを委ねてみてください。

ポイント

ASの人は、安心を得るために毎日の細かいスケジュールを決めている。
そのため、スケジュールが狂ったときには不安が高まる。

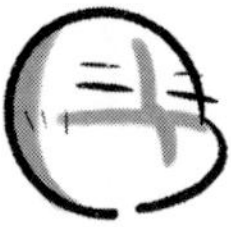

18：00　居酒屋へ寄り道

23：30　帰宅・寝落ち

7：00　起床・風呂・片づけ・朝食・準備
7：40　出勤（ギリギリ）

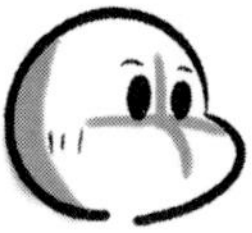

18：00　帰宅
19：00　夕食
19：00　片づけ・掃除
20：00　風呂
20：30　TV
21：00　休憩
22：00　明日の準備
22：30　就寝

7：00　起床・朝食

7：30　出勤

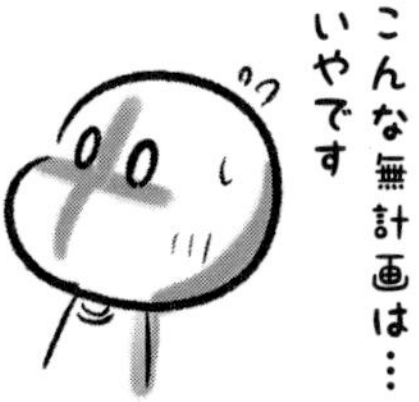

スマホをなんとなく見ない

皆さんは、誰かから「何してるの?」と聞かれて、「別に……」と答えたことはありませんか?

例えば私でしたら、
テレビを見ているときに「何見てるの?」と聞かれ、「別に……」
SNSを見ているときに「何してるの?」と聞かれ、「別に……」

この「別に……」という返事は、特に目的を持たずなんとなく行動していることを表す返事です。

ですから、「何してるの?」と聞いて、その人から「別に……」と返されたら、「特に目的がなく、ダラダラしているのだな」と察することができます。

一方、ASの人は「別に……」という返事の意味が分からない人が多いそうです。

なぜなら、ASの人はなんとなく行動することが少なく、「**目的から行動を考える**」人が多いからです。

例えばASの人は、

- スマホをいじるときは「〇〇さんから来たメールをチェックしよう」という目的がある。
- テレビを見るときは「何時から何の番組を見よう」という目的がある。
- SNSを開くときは「〇〇さんの投稿を確認しよう」という目的がある。

このため、ASの人は「何してるの？」と聞かれたら「〇〇さんのメールを読んでる」などの具体的な目的を答えることができます。

また、ASの人は「別に……」という返事を使うことが少なく、「別に……」の意味自体がよく分からない人も少なからずいるそうです。

同時に、ASの人はなんとなく行動することも少ないため、「なんとなくという曖昧さ」がよく分からない人もいます。

では、なぜASの人は「目的から行動を考える」のか？

私は、前節で紹介した「毎日にタイムスケジュールがある」ことが関係していると考えています。

「今日は何しようかなぁ……」と目的がなくダラダラしているとき、スケジュールを決めることはできません。

しかし、「とりあえず外出しよう」と目的を決めると、「10時には家を出るために9時半から準備をしよう」とスケジュールを決めることができます。

「スケジュールを決める」とは、「目的から時間を逆算し行動を決める」ことなのです。

「常にタイムスケジュールがある」ということは、「常に目的から時間を逆算し行動を考えている」と言え、ASの人は「目的から行動を考える」習慣が身についているのだと思います。

この「目的から行動を考える」習慣は、なんとなく無駄に時間を浪費せず、目的を建設的に達成へ導く素晴らしい習慣です。

多くの実用書でも、ビジネスの成功に必要な習慣と書かれており、社会的な成功者にＡＳの人が多い要因の一つだと私は考えています。

ポイント

ＡＳの人は、なんとなく行動をしない。
そのため、周囲の目的がない曖昧な言動がよく分からない。

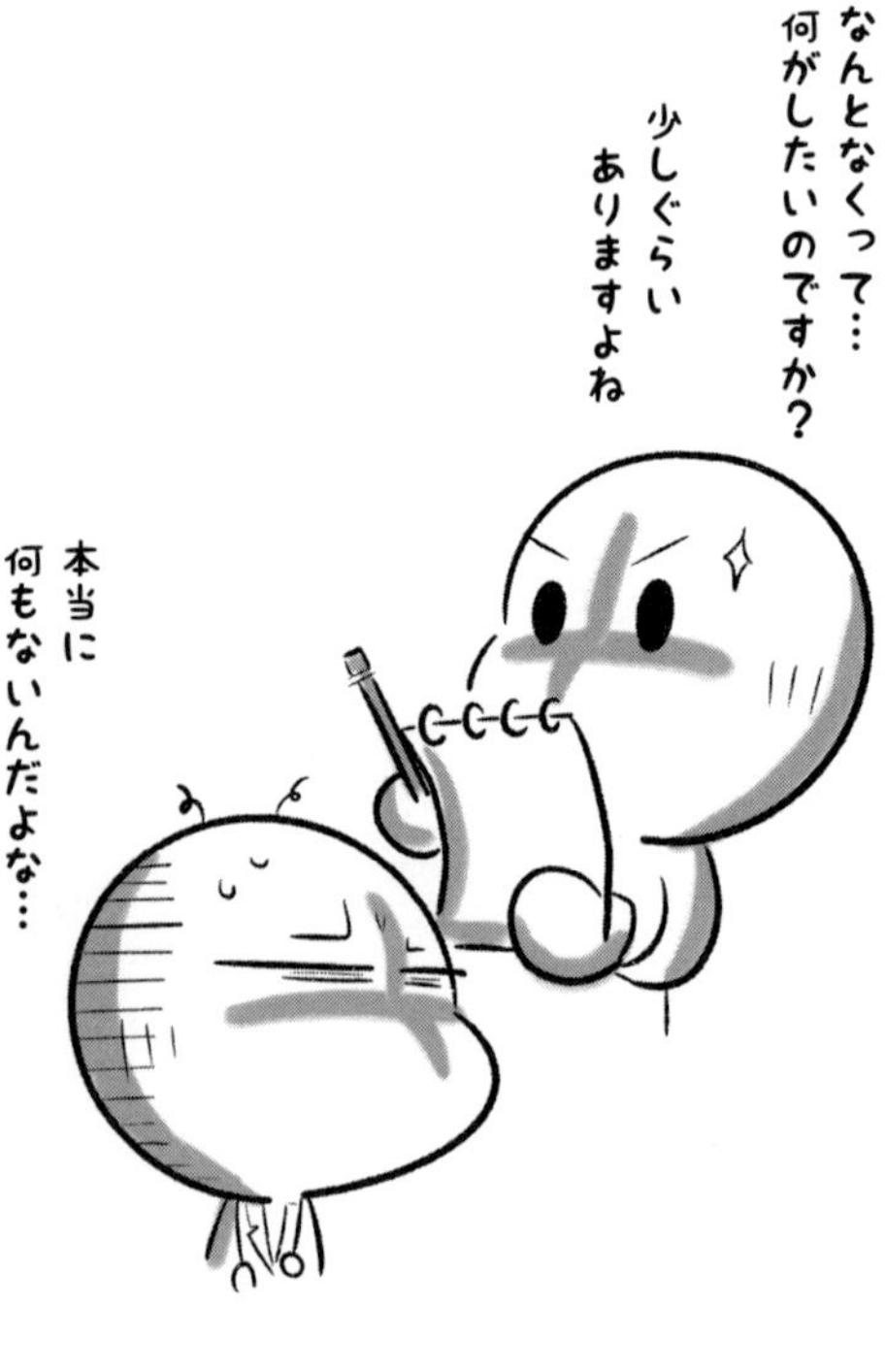
なんとなくって…
何がしたいのですか？
少しぐらい
ありますよね
本当に
何もないいんだよな…

雑談が苦手

前節の「スマホをなんとなく見ない」では、ＡＳの人の「目的から行動を考える習慣」について触れ、ＡＳの人には「目的や意味がない行動」がよく分からない人がいる話をしました。

「目的や意味がない行動」と言われてもピンとこないかもしれませんが、「目的や意味がない行動」の代表が「**雑談**」です。

辞書で「雑談」を調べると、「いろいろな内容を気楽に話すこと」と書いてあります。

雑談とは、井戸端会議や飲み会のように「楽しく話すこと」が目的で、雑談の内容に意味や目的はほとんどありません。

私も友人とお酒を片手に何時間も雑談をしますが、翌日になると「よく喋《しゃべ》り、よく笑い、楽しかった」ことは覚えていますが、話の内容は半分も覚えていないことがあります。

雑談は「楽しく話すこと」が目的で、楽しく話せたのであれば話の内容に意味や目的はなく、話の内容を特に覚えていなくてもOKなのです。

一方で「目的から行動を考える習慣」があるASの人は、そうはいきません。ASの人は**雑談をするときにも、「雑談をする目的や意味」を考えてしまう**のです。しかし、雑談とは「楽しく話すこと」で、雑談の内容にほとんど意味がないため、ASの人が「雑談をする目的や意味」についてよく考えても、答えは見つかりません。

★ASの人が「雑談をする目的や意味は何か?」と考えても、雑談に目的や意味がないため答えがありません。
強いて言えば、楽しく話すことができればOKです。

★ASの人が「雑談で何を話したらいいか分からない」と考えても、雑談の内容に目的や意味がないため答えがありません。
強いて言えば、楽しくなる内容であれば何でもOKです。

★ＡＳの人が「相手の発言に対し、適切なリアクションが分からない」と考えても、雑談の内容に目的や意味がないためこれが適切と言えるものはありません。
強いて言えば、楽しければ笑っても泣いても踊っても何してもＯＫです。


このように、どんなに「雑談をする目的や意味」を考えても、答えが得られないのです。

答えがないので、「雑談をする目的（意味）が分からない」「雑談で何を話したらよいか分からない」と、雑談を苦手とするＡＳの人が多いのです。


さて、人は雑談の他にも多くの「目的や意味がない行動」をします。

例えば、特に用事もないのに友達と集まり「今日、何しようか？」と過ごす行動も、「目的や意味がない行動」です。

これは「友達と集まれば何か楽しいことがあるかもしれない」という期待からとりあえず集まっており、集まることに目的や意味はありません。

ASの人は、このような「目的や意味がない行動」に巻き込まれると、「集合場所に集まった後、何をしたらよいのだろう?」と真剣に悩むことがあるそうです。

「目的や意味がない行動」をする意味が分からない……そりゃ意味がないのですから意味が分かるはずがない……もはや言葉遊びのようになってきましたね。

☆ASの方へ

ASの人の「目的から行動を考える習慣」は優れた習慣ですが、目的や意味のないことを考えだすと、答えが得られず苦しくなってしまいます。

多くの人が「目的や意味がない行動」を取っており、それらに意味や正解を求めても答えが得られないことを、ASの皆さんは知っておいてください。

「この行動に意味があるのかないのか」といちいち見極めることは困難です。

もし、ある程度考えても目的や意味が分からないときは、「あ……これは考えても仕方がないな」と諦めて、気楽に雰囲気を楽しんでみるのもよいのかもしれません。

ポイント

・多くの人は、目的や意味がない行動をしている。
・ASの人は、意味や正解のない雑談に答えを求めて……迷宮入りする。

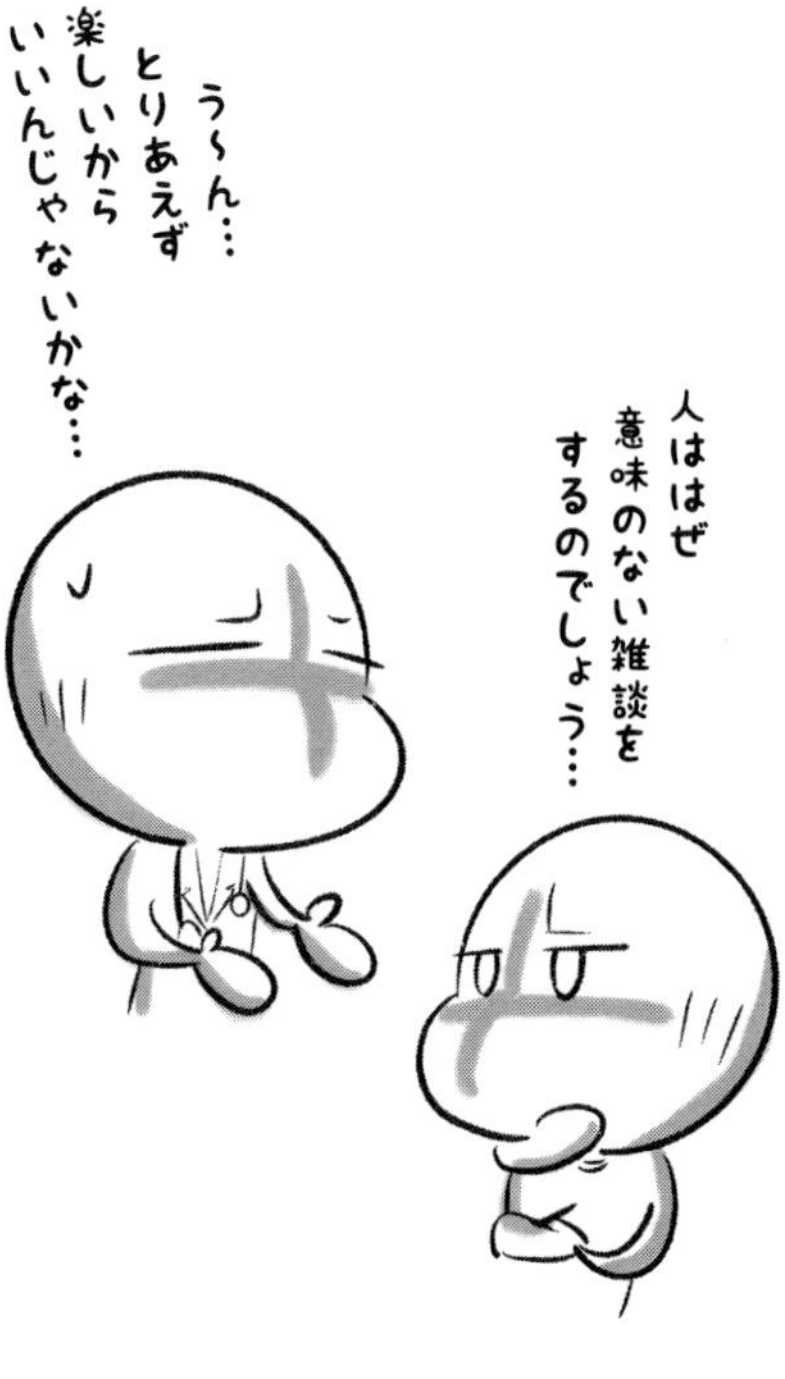
人ははぜ
意味のない雑談を
するのでしょう…
う〜ん…
とりあえず
楽しいから
いいんじゃないかな…

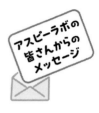

アスピーラボの皆さんからのメッセージ

「自分がこんな考え方をしているなんて……言われるまで気づかなかった!!」

「そうしないと不安なんです。きちんと測れないと不安なんです」

第4章

失敗が嫌い

失敗が死ぬほど怖いから、
細心の注意を
払っているんです

失敗が死ぬほど嫌い

アスピーラボで話をしていると、ＡＳの人は「**失敗を過度に恐れる**」という特徴を持っている人が多いことに気づかされます。

ＡＳの人によっては、「失敗を過度に恐れる」自分のことを「心配性だ」とか「ネガティブだ」と思っているようです。

この「失敗を過度に恐れる」という特徴は、ＡＳの人の特徴の根幹と言っていいほど重要なものだと私は考えています。

誰しも失敗は嫌いです。

しかし、ＡＳの人の失敗に対する恐れは尋常ではありません。

アスピーラボのメンバーの中には、３歳の時に「失敗をしてしまった……こんな失敗をするようでは大人になれない。大人になる前に飛び降りて死ななければならない」と思い詰めていたと言う人もいました。

私も失敗は嫌いですが、3歳の時に失敗をして「この場から消えてしまいたい」とか「死んでしまいたい」などと思い詰めることはありませんでした。

しかし、多くのASの人は、幼少期の頃から強く失敗を恐れていたと言い、大人になっても失敗が恐ろしく、失敗をすると「消えてしまいたい」とか「死んでしまいたい」と思うことがあるそうです。

この「失敗を過度に恐れる」特徴は、ASの人の他の特徴に大きく影響しています。例えば、前の章で紹介した「毎日にタイムスケジュールがある」は、事前に計画を立てて下調べをすることで失敗を避けようとすると言えるでしょう。

詳しくは後半で説明をしますが、「強い集中」や「感覚過敏」などASDの特徴の多くの要因は、失敗を避けるためにあるとも言えます。

ところで、失敗はそんなに悪いことでしょうか？

☆ASの方へ

本来、失敗は悪いことではありません。

人は何か目標を達成しようとするとき、その目標が高いほど多くの失敗を強いられ、失敗しても原因を検討して修正し、何回も挑戦することで目標を達成します。

私たちは、一人ひとりが持つ人生の大切な目標に向かって生きているのであって、失敗しないために生きているわけではありません。

ですから、目標を達成するために失敗を繰り返すことは、悪いことではないのです。


私は、このような理屈をアスピーラボの皆さんに説明したことがあります。

しかし、話の内容は理解してくれますが、受け入れてはくれませんでした。

ASの人は物事を合理的に考える傾向の人が多いのですが、失敗だけはどうしても合理的になれず、感情的に受け入れることができないようです。

「感情的に受け入れることができない」と言われてしまうと……もう打つ手がありません!

感情は理屈でコントロールができないからです。

……というわけで、私は諦めました！

理屈なしに、「ＡＳの人は、失敗を過度に恐れる人なんだ」「そこに理屈は通用しないんだ」と理解することにしました。

その上で、「どうすればＡＳの人が失敗に対する不安に向き合えるのか」を考えていこうと思います。

ポイント

・ＡＳの人は失敗が死ぬほど嫌い。
・理屈で分かっても、失敗は感情的に受け入れられない。

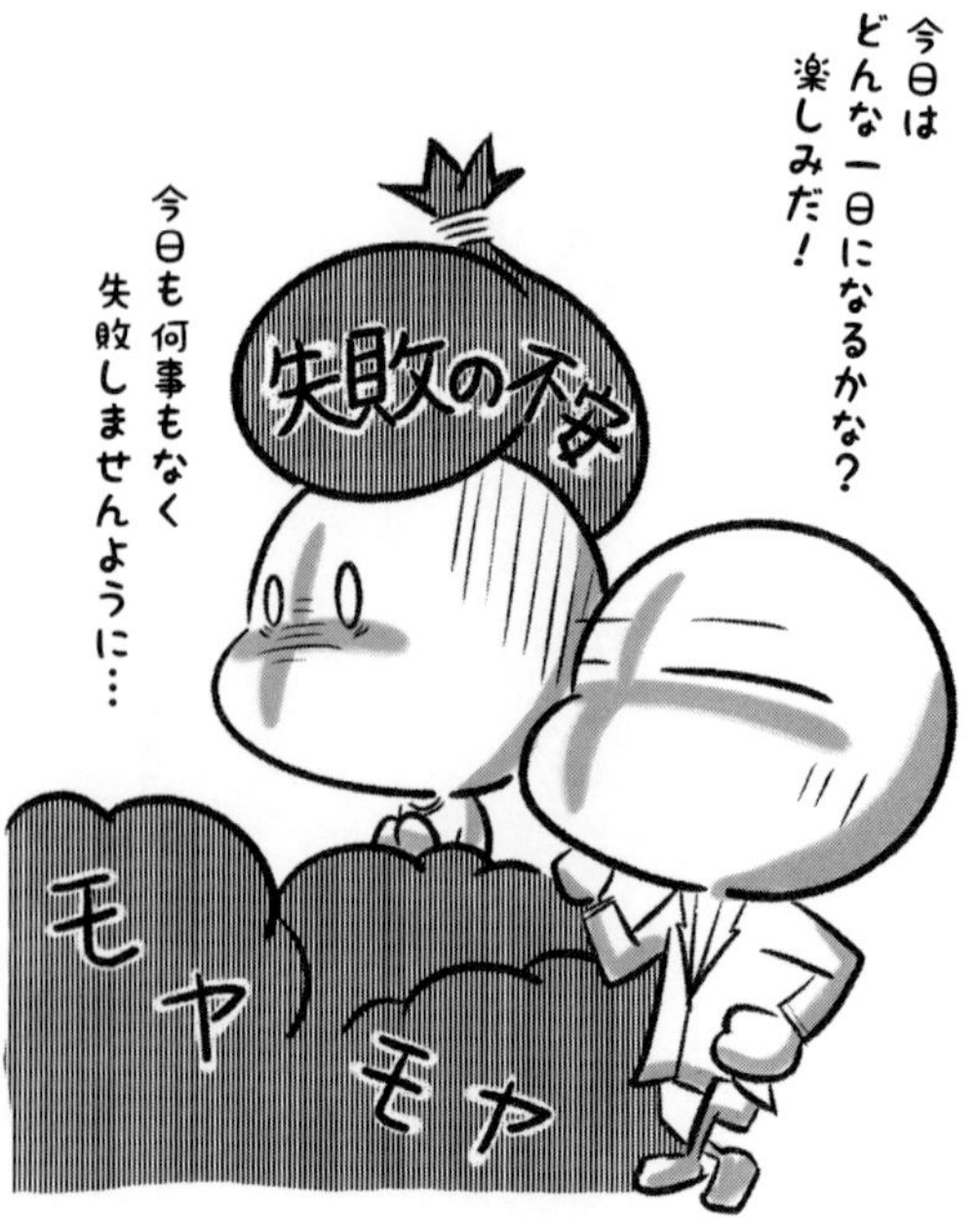
今日は
どんな一日になるかな？
楽しみだ！
今日も何事もなく
失敗しませんように…
失敗の不安
モヤ
モヤ

タイムスリップする記憶力

ＡＳの人には、「失敗を過度に恐れる」という特徴を持っている人が多くいます。前節で、その理由は理屈ではないと話しましたが、どうやら現代医学でも説明がついていない他の理由を持つＡＳの人もいるようです。

その理由が、タイムスリップをするかのような「**正確で詳細な記憶力**」です。

アスピーラボでは、過去の失敗の記憶について次のように話す人もいました。

「過去の失敗を思い出しているというよりも、その場にトリップしている感覚。その時の自分と周囲の表情や身振り手振り、言葉のやりとりをそのまま映画を観ているかのように体験し、日差しや肌寒さ、においまでも感じる」

このようにまるでタイムスリップしているかのように、過去の記憶を再体験しているというのです。

記憶を再体験している間は、途中で中断することが難しく、一連のシーンが終わるまで動けなくなってしまうそうです。

失敗の記憶の他にも、日常生活の些細なことも詳細に記憶している人もいます。

アスピーラボでは、「記憶した情報は、データとして頭の中の記憶の図書館に保存している。思い出すときは、そのデータを探して取り出して、再生するイメージ」と表現する人もいました。

私も過去の記憶を思い出すことはありますが、断片的であり曖昧です。

また、記憶を思い出して動けなくなることもありません。

私は忘れっぽいので、ＡＳの人の記憶力がとても羨ましいのですが、一方でＡＳの人は「正確で詳細な記憶力」によって苦労することがあるようです。

それは、「**忘れられない**」ことです。

記憶には、短期記憶（一旦覚えるがすぐ忘れること）と、長期記憶（何度か思い出して記憶していること）の２種類があるといわれています。

一般的には、あまり重要ではない記憶は、長期記憶には入らず、徐々に忘れていきます。

そして、長期記憶に入った記憶も、月日が経てば、徐々に曖昧で断片的な不正確な記憶になるものです。

実は、記憶が薄れていくことには、良い面もあります。

特に嫌な記憶は、時間とともに漠然とした記憶となり、詳細に思い出せなくなっていきます。

これは「忘却」と呼ばれ、心の健康を保つための安全装置ともいわれています。

また、人は毎日の生活の中で、新しい体験を積み重ねており、目の前の生活に立ち向かっていくためには、不要なことは忘れて、今の生活に必要なことを優先して覚えていくことの方が重要なのです。

ところがASの人は、正確で詳細な記憶をいつまでも鮮明に保持し、忘れられません。

そのため、一度でも不快な失敗体験をすると、いつまでも鮮明に思い出すことができ、そのたびに強い負の感情が湧き上がるそうです。

ＡＳの人は嫌な記憶を忘れることができず、嫌な記憶がどんどん記憶の図書館に増え続けてしまいます。

このようなことを防ぐために、ＡＳの人は過度に失敗を恐れて、失敗を避けようと努めているのではないかと私は考えています。

残念ながら「正確で詳細な記憶力」の原因は分からず、嫌な記憶を忘れる方法も、記憶を止める方法も分かりません。

私には建設的なアドバイスなどはできませんが、このことがＡＳの人が失敗を過度に嫌う理由の一つにあることをご理解いただけると嬉しいです。

ポイント

・ASの人は、タイムスリップをするかのような「正確で詳細な記憶力」がある。
・ASの人は、忘れられない嫌な記憶が増え続けるから、失敗を過度に嫌う。

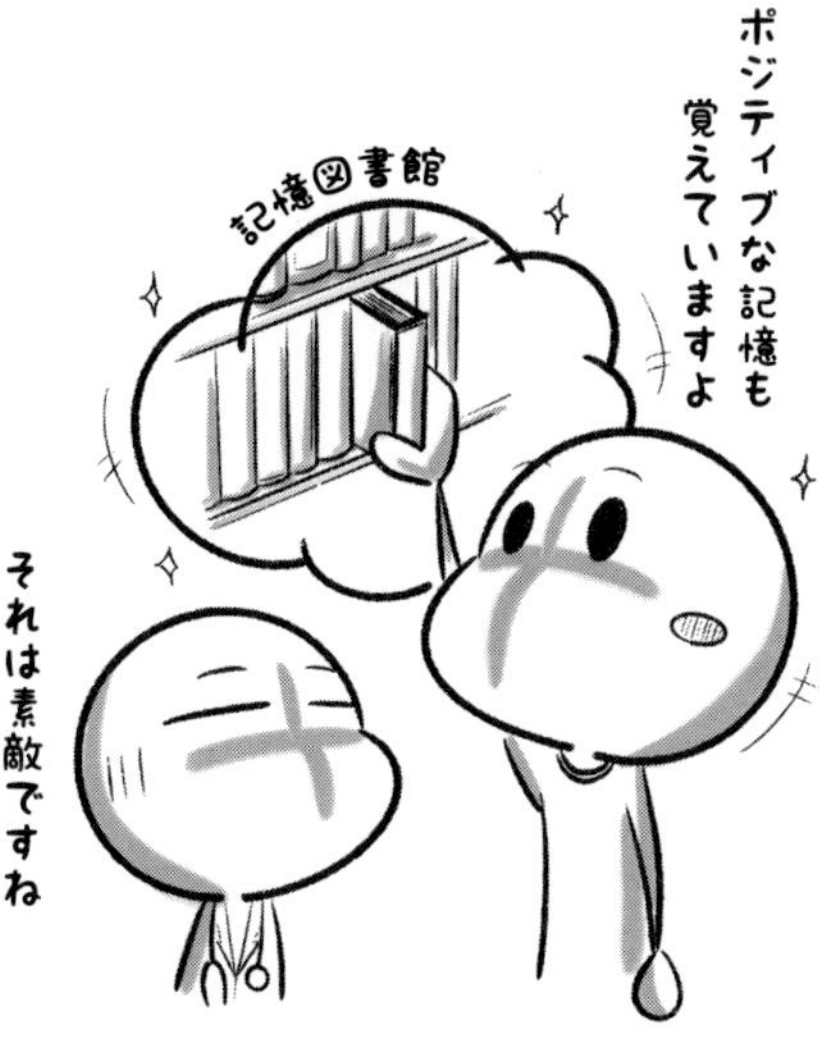
ポジティブな記憶も覚えていますよ
記憶図書館
それは素敵ですね

ＡＳの人は完璧主義者？

この章の初めから「ＡＳの人は失敗が死ぬほど嫌い」なことを話しましたが、なぜ「失敗が死ぬほど嫌い」なのでしょうか。

考えられる理由は、「失敗をした自分を責める負の感情に耐えられないから」です。「失敗に耐えられないということは、ＡＳの人は完璧主義者なのか？」と思われるかもしれません。しかし、アスピーラボでは自分たちのことを「完璧主義者ではない」と言い、むしろ、自分が何事も完璧にこなし失敗をしないことは不可能だと理解していました。

そして、「失敗をすると自分を責める負の感情に耐えられず、死にたくなることもあるため、なんとか失敗をしないように努力をしている」とも言います。

なぜ完璧主義でもないＡＳの人が、これほどまでに失敗で落ち込むのでしょうか？

ＡＳの人に限らず誰しも失敗をしたらショックを受けて反省し、落ち込むこともあります。

私も仕事で失敗をした日には反省し、ガックリと落ち込みながら失敗を片付け、コンビニで好きな物を買って家に帰り、愛犬に「今日は散々だったよ〜」と嘆きながら好きな物を食べ、早々にふて寝をすれば翌朝にはスッキリ……とまでは言いませんが、大抵のことは切り替えられます。

一方、ASの人は、失敗をして落ち込んで家に帰ると失敗を思い出し、ひとり反省会を始めてさらに落ち込むと言います。

「喉元過ぎれば熱さを忘れる」のことわざのとおり、多くの人は失敗が片付いてしまえば苦しみを忘れて、落ち込むことはあまりありません。

しかし、真面目なASの人は、家に帰ってからも延々と反省を続けるため、どんどん落ち込んでいき、人一倍失敗で落ち込むことになるようです。

さすがに大大大……大失敗をしたときには、誰しも眠れないほどのショックを受け、布団の中でひとり反省会をしたことがあると思います。

しかし、多くの人はこれほどのショックを受けることは稀《まれ》で、三日三晩ひとり反省会をすることはそうそうないと思います。

一方、ASの人は、家に帰ると今日の失敗を振り返り、些細な失敗も含めた全ての失敗に対してひとり反省会を開催し、毎晩のように落ち込んでいると言います。

このように、失敗の大小にかかわらず全ての失敗に対し反省をするため、些細な失敗でも大失敗と同じように落ち込んでしまうのです。


大切なことなので、一度整理をします……。

★多くの人には失敗に大小があり、些細な失敗でひどく落ち込むことはありません(家に帰ってひとり反省会をするほど落ち込むのは、年に数回程度でしょう)。
★ASの人は失敗に大小がなく、些細な失敗でも大失敗と同じように落ち込みます(家に帰ってひとり反省会を毎晩のように開催し、全ての失敗に対し落ち込んでいます)。

ここに大きなギャップがあることを、ぜひお互いが理解してほしいと思います。

布団の中でひとり反省会を開催し、悶々《もんもん》と失敗を思い出して「消えてしまいたい」「明日が来なければいい」と負の感情に襲われるのは誰にとってもつらいことです。

このような感情が毎晩、些細な失敗に対しても襲ってくるのであれば……私も耐えることができず、「なんとかして失敗を避けたい」と失敗が死ぬほど嫌いになるかもしれません。

この**思考の連鎖**が、ＡＳの人が「失敗が死ぬほど嫌い」な原因だと私は考えています。

✩ＡＳの方へ

失敗を嫌うＡＳの人の中には、「失敗をしない人はすごい。失敗して反省ばかりしている自分はダメなやつだ」と思っている人もいるようです。

私はここで一つ、仏教の教えにある「智恵ある人」という言葉を頭に入れておいてほしいと思います。

「智恵ある人」とは「罪を作らない人」と「罪を懺悔する人」のことを指し、「罪を作らない人（失敗をしない人）」は優れた知恵を持っている、一方で「罪を懺悔する人（失敗を反省できる人）」も同じく優れた知恵を持っているという教えです。

確かに「失敗をしない人」はすごいかもしれませんが、「失敗を反省できる人」も知恵があり尊敬できる人だと昔から考えられてきたのです。

ですから、失敗をしたときには、それをあまり恥じず、失敗を反省できている自分を誇りに思ってください。

ポイント

- ＡＳの人は失敗に大小がなく、些細な失敗でも大失敗と同じように落ち込む。
- 失敗に対し、毎晩のようにひとり反省会をしがち。

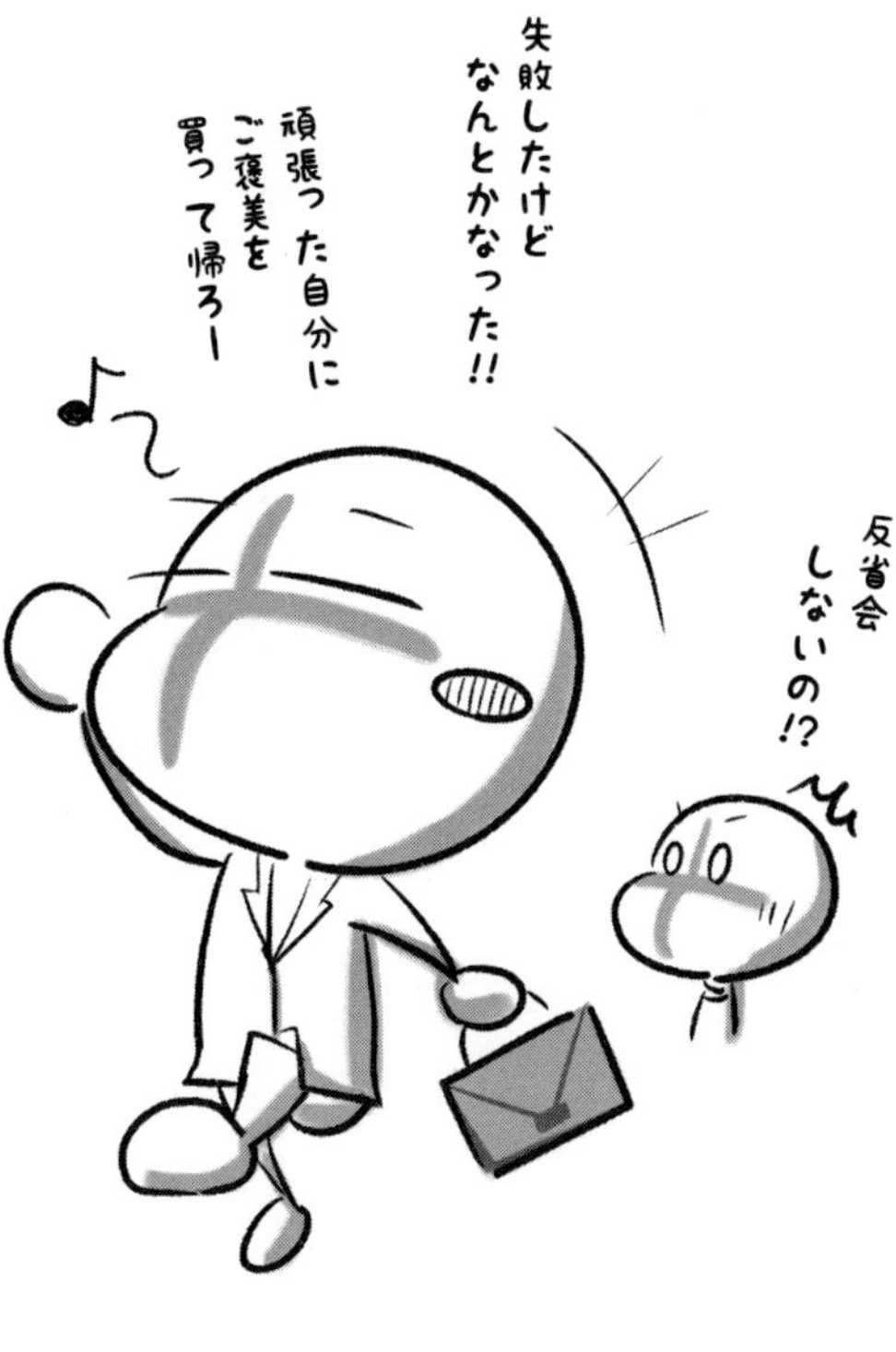
失敗したけど
なんとかなった!!
頑張った自分に
ご褒美を
買って帰ろー
反省会
しないの!?

「気にしなければいい」ができない

失敗に大小がなく、些細な失敗にもひどく落ち込んでしまうＡＳの人に対し、周囲の人は気遣って「そんな些細なこと、気にしなくていいよ」と声をかけてくれます。しかし、些細な失敗であっても「気にしなければいい」ができないのもＡＳの人の特徴です。

ではなぜ「気にしなければいい」ができないのでしょうか……これは説明の必要がありません。

なぜなら、誰しも気になるものは気になり、「気にしなければいい」ができないからです。人の思考や記憶は自分でコントロールできるものではありません。「考えないようにしよう」と思えば思うほど考えてしまうものです。

皆さんも不意に思い出してしまう過去の失敗の記憶はありませんか？

正直、もう誰も覚えていないであろうことなのに、なぜか不意に思い出してちょっとテンションが下がる……そんな失敗の記憶が誰にでもあると思います。

もう誰も覚えていないであろうことならば「気にしなければいい」のに……そう言われても**コントロールできないのが失敗の記憶**なのです。

このように、失敗の記憶が残ることは誰にでもあることで、特に大きな失敗は鮮明に記憶に残ります。

ただ、ASの人の場合は、前節で紹介したとおり**失敗に大小がない**ため、大きな失敗に限らず**些細な失敗も鮮明に記憶に残ってしまう**ようです。

ASの人は些細な失敗に対しても「気にしなければいい」ができず、いつまでも気になってしまうのです。

しかし、コントロールできないからといって失敗の記憶に振り回され、いつまでもテンションが下がるのも良くありません。

残念なことに、不意に失敗の記憶を思い出すことはコントロールできませんが、思い出した後にテンションが下がるのを抑止する方法はあります。それをひとつ紹介します。

☆ASの方へ

もし不意に失敗の記憶を思い出し負の感情が襲ってきたら、「嫌なことを思い出したな……これは過去の記憶にすぎない。今落ち込む必要はない」と呟《つぶや》いてみてください。

不意に失敗を思い出してもその失敗は過去の出来事であり、今失敗をしたり、今誰かに怒られたりしているわけではありません。

ですから落ち込む必要もありません。

口に出して事実を確認するようにしましょう。

不意に嫌なことを思い出したのは事実ですから「嫌なことを思い出したな」、続けて「これは過去の記憶。今落ち込む必要はない」。これらも全て事実ですから、何を恥じることもなく口に出すことができます。

人は口に出すことでよりハッキリと事実を認識できるため、不意に失敗を思い出したときは口に出して「今、負の感情に襲われる必要はない」と現状を確認することで、少し気持ちが落ち着くと思います。

ASの人に限らず、過去の失敗の記憶に悩まされることは誰にでもあることです。そういうときには、「今、負の感情に襲われる必要があることなのか？」と現状を確認し、必要以上に落ち込まないようにしてみてください。

ポイント

- 不意に思い出してテンションが下がる過去の失敗の記憶は誰にでもある。
- 過去の失敗の記憶に「今」落ち込まなくても大丈夫。

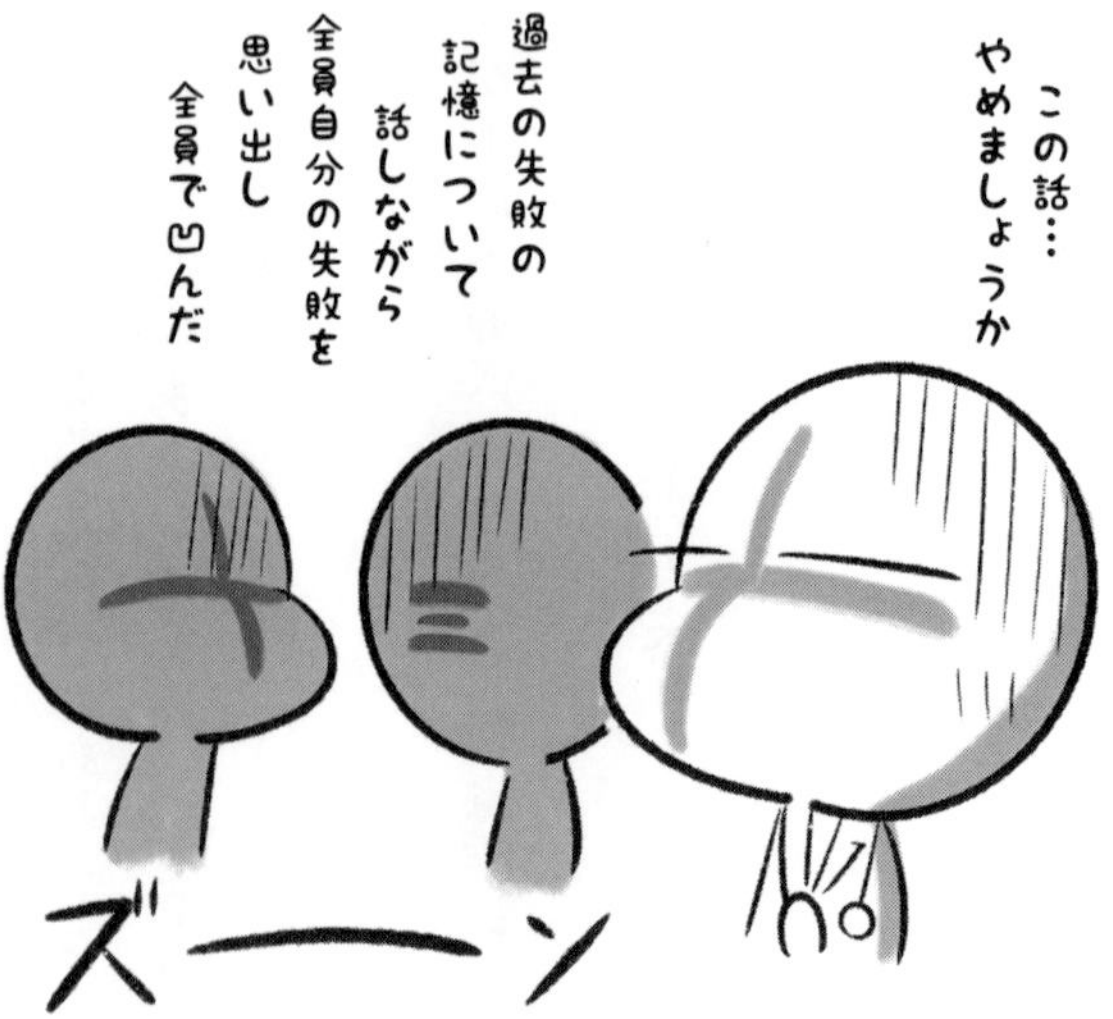
この話…
やめましょうか
過去の失敗の
記憶について
話しながら
全員自分の失敗を
思い出し
全員で凹んだ
ズーーン

遵守しなければならない規律がある――「こだわり」

ＡＳＤについて本やインターネットの情報を見ていると、「**こだわり**」や「**マイルール**」といった単語をよく見かけます。

ＡＳの人は独自の「こだわり」を持っており、「こだわり」を守ろうとすることはＡＳＤの代表的な特徴の一つであることを私もよく理解しているつもりでした。

しかし、アスピーラボで話を聞いていると、ＡＳの人の言う「こだわり」は、私たちの想像する「こだわり」とは少し意味合いが異なるものであることが分かってきました。

「こだわり（こだわる）」という言葉を辞書で調べると、「些細なことを必要以上に気にすること」といったような意味が書いてあります。

誰にでも「こだわり」はあると思いますが、それは「必要以上に気にしなければ、気にするほどでもないこと」であるため、時間がなかったり、近場で手に入らなかったりすると「仕方がないか……」と諦めることができます。

一方、「こだわり」を大切にするといわれるASの人も、「こだわり」が「些細なこと」であり「必要ではないこと」だと分かっているそうです。

しかし、ASの人はこだわりを「仕方がないか……」と諦めることができにくいのです。

つまり、「こだわり」が「些細なこと」だと分かっていても「こだわり」から外れることが「必要以上に気になってしまう」のです。


これも大切なことなので、整理をします……。

★多くの人は「こだわり」を「些細なこと」であり「必要ではないこと」だと考えており、「こだわり」から外れても「必要以上に気にしなければ、気にするほどでもないこと」として、「こだわり」をゆるく持っているため、手放すことができます。
★ASの人も「こだわり」を「些細なこと」であり「必要ではないこと」だと分か

っているのですが、「こだわり」から外れることが「必要以上に気になってしまう」ため、「こだわり」を固く守ろうとします。

ここに大きなギャップがあることを、お互いが知ってほしいと思います。

私は、ＡＳの人が「『こだわり』が『必要ではないこと』だと分かっている」ということに驚きました。

実は、ＡＳの人は「『こだわり』を『必要なこと』だと思い、守りたくて守っている」と考えられているケースが多く、私自身もそう考えていたからです。

しかし、実際のところＡＳの人は、**「こだわり」を守りたくて守っているわけではなく、気になってしまうから仕方がなく守っている**側面があるようです。

アスピーラボのあるメンバーは、「こだわり」のことを「遵守しなければならない規律であり、それから外れると負の感情に襲われるという処罰が下ること」だと言っていました。

ＡＳの人は「こだわり」から外れてしまうと延々と気になり、家に帰ると「こだわり」から外れたことを失敗をしたかのように思い出し、ひとり反省会を開催して落ち込み、自責の念に駆られてしまうのです。

ＡＳの人にとって「こだわり」は規律や戒律であり、「守りたいこと」ではなく、後から**負の感情に襲われないよう「守らなければいけないこと」**なのです。

ＡＳの人からすると、「なぜ多くの人は『こだわり』を軽視できるのだろう?」「なぜ『こだわり』を守ろうとする私の気持ちを分かってくれないのだろう?」と疑問に思うかもしれません。

しかし、多くの人は「こだわり」を「無理をして守る必要はない」と諦められるため、ＡＳＤの「こだわり」が「必要以上に気になり、守らなければならないこと」だという気持ちが分かりません。

このため、私自身も勘違いをしていたように、周囲の人は「ＡＳの人は『こだわり』を守りたくて守っている」と考え、ＡＳの人が「こだわり」を無理に守ろうとする行動を「自分が守りたい『こだわり』を、無理にでも守ろうとするわがままな行動」だと勘違いしてしまうこともあります。

ASの人にも、自分自身が「好きでこだわりたくて、こだわっている」ことはたくさんあります。

また、ASの人にとっては「こだわり」が規律なのであれば「処罰を受けないために守りたいこと」と考えると、「こだわり」は積極的に「守りたいこと」と言えるかもしれません。

しかし、ASの人には「こだわり」から外れることが必要以上に気になってしまうという「こだわり」を固く守らなければいけない事情があり、自分自身がもどかしい思いを感じている人もいるようです。

ASの人が「こだわり」を守らなければいけない事情は、文章にすることも難しく、ASの人に関わる全ての人に理解してもらうことは難しいことだと思いますが、ASの人が「こだわり」を無理にでも守ろうとする行動を「わがままな行動」だと勘違いされるようなことはあってほしくないと私は思っています。

☆ＡＳの方へ

難しく時間のかかることかもしれませんが、ＡＳの皆さんには、家族など近しい人にだけでも「ＡＳの人が『こだわり』を守らなければいけない事情」を説明し、誤解をされないようにしてほしいと思います。

ポイント

・多くの人にとって「こだわり」は、さほど気にならない些細なこと。
・ＡＳの人にとって「こだわり」は、固く守らなければ処罰が下る重要なこと。

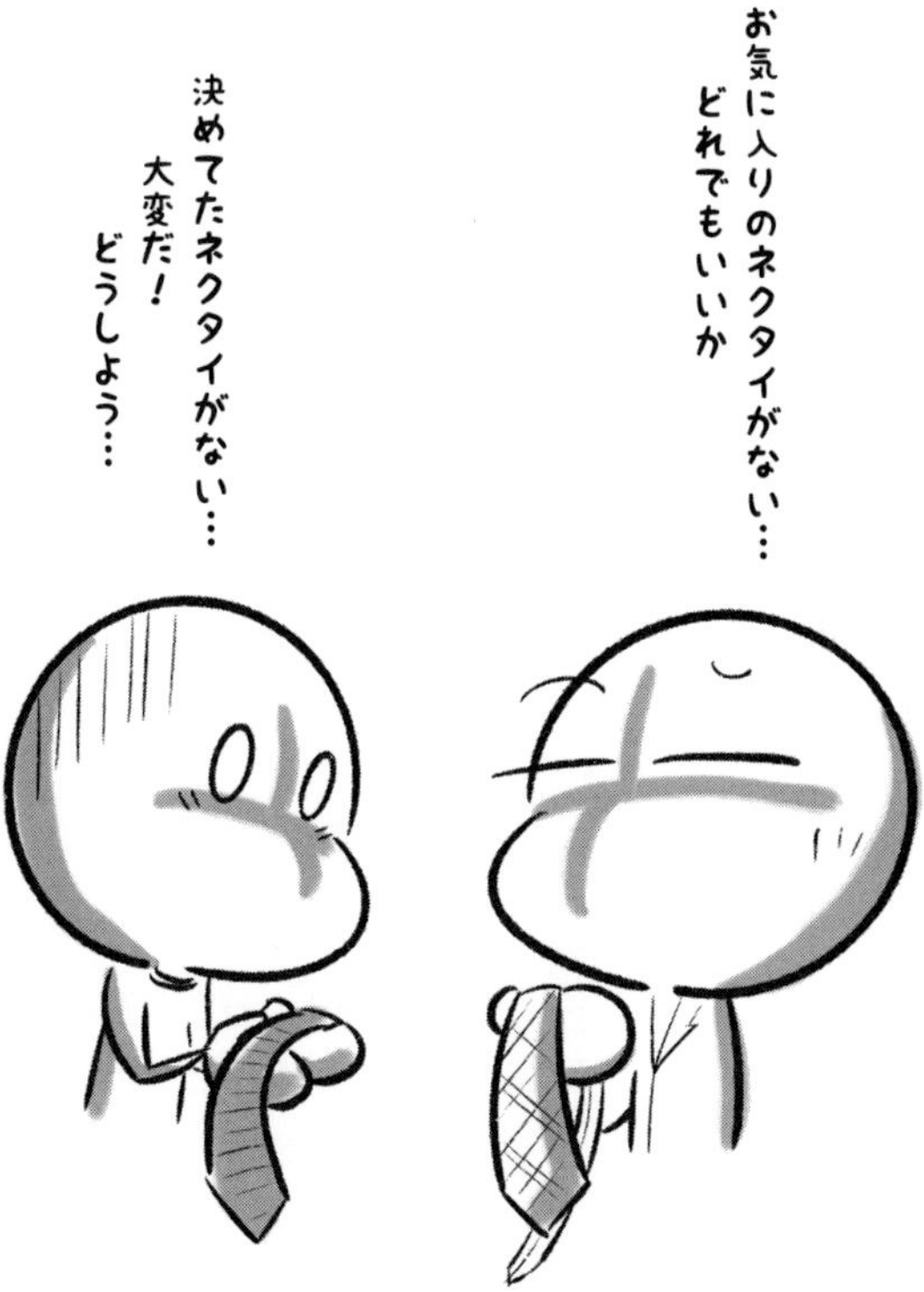
お気に入りのネクタイがない…
どれでもいいか
決めてたネクタイがない…
大変だ！
どうしよう…

想定外がとても苦手

失敗と同様に、想定外が好きだという人は少ないと思います。予定調和で退屈な毎日が続くことも好ましいとは言えませんが、毎日がトラブルだらけの想定外では、誰しも疲れてしまいます。

前の章で紹介したように、ＡＳの人には「毎日のタイムスケジュール」を持っている人が多く、想定外のことがあるとスケジュールが乱されて強い不安を感じるため、想定外がとても苦手です。

それは、「電車が遅れる」など時間が変わることだけに限りません。大枠の時間は変わらなくても、例えば「お客様の事情が変わったから、書類の内容を変更しておいて」と定時内に終わる仕事の内容が変わることや、友人とドライブ中に「海に行こうとしていたけど、天気が悪いから美術館に行くことにしよう」と目的地が変わることも想定外であり、強い不安を感じると言います。

ＡＳの人は、多くの人が気に留めないような些細な予定の変更も想定外であり、強い不安を感じるようです。

では、なぜＡＳの人は想定外が苦手なのでしょうか？

それは、ＡＳの人が**失敗を避ける**ために、**常に多くのことを想定している**からです。例えば友達と食事に行くとき、アスピーラボのメンバーによると「店に入る時間と出る時間、店までの道のり、誰と一緒か、席の位置、話題になりそうな事柄」なども事前に想定しておきたいと言います。

加えて、「想定外のことが起こると、一からさまざまな想定を考え直さないといけないので、頭が真っ黒になる」と表現していました。

どうやら、想定外のことがあるとショックで何も考えられず「頭が真っ白になり固まる」のではなく、想定外のことに対応するためいろいろなことを考え過ぎて「頭が真っ黒になり、固まる」ことがあるそうです。

ＡＳの人は、周囲の人が想像している以上に多くのことを考え、常に想定しているのです。

例えば、友人が「やっぱり外食はやめて、ピザを注文して家で食べよう」と急に思いついたことを言い出し、周囲が「イイね！」と同調すると、ＡＳの人は想定外のことで頭が真っ黒になってしまいます。

そもそも「突然こんな想定外のことを言い、周囲も同調するなんて。この人たちは何も考えず、想定もしていないのか？」と、疑問に思うＡＳの人もいるようです。少なくとも私は、友人との宅飲み程度なら何も考えずに「イイね！」と返事をしていると思います。

もちろん、特別な記念日やパーティであれば、事前にいろいろと考え、想定をして準備をしますが、そんな外食は年に数回もありません。

ましてや、食事中に話題になるであろう話の内容を事前に考え、想定したのは、初めてのデートと就職活動の面接の時くらいかもしれません。

他にも、アスピーラボのメンバーの中には「友人と遊びに行くとき、数日前に集合場所へ赴き、集合場所までのルートや自分が早めに到着して待機する場所まで確認する」と言う人もいました。

私は大雑把な方ですし、人によって事前の準備に差があるとは思いますが、日頃からASの人ほどの準備や想定をする人は少数派だと思います。ASの皆さんは、「ASの人ほど先のことを細かく想定している人は少ないのだ」と考えてよいと思います。

多くの人が先のことを細かく想定しない理由は、単純に「疲れる」からだと思います。

外食のたびに初デートや就活と同様に想定をして緊張したり、友人と遊びに行くたびに現地を確認していては疲れてしまうため、多くの人は何か重要なことでもない限り、日常生活で先のことを細かく考えたり想定したりしないのです。

★周囲の方へ

「先のことを想定しているか否か」は、ASの人と周囲の人との間にギャップがあり、時にはASの人が不安やストレスを感じる原因となってしまいます。

周囲の人は、想像以上にＡＳの人が多くのことを考え、常に想定していることを理解していただけると助かります。

ＡＳの人との行動中に予定を変更する場合は、ＡＳの人が不安に感じていないか周囲の人が気にかけてくれると幸いです。

☆ＡＳの方へ

ＡＳの人は、それほど先のことを細かく想定している人は少ないことを理解してほしいと思います。

多くの人は先のことをあまり細かく想定せずに「こちらの方が良い」と思えば予定を変更することがよくあります。

そんなときＡＳの人は、想定外の方向へ進み不安に感じるかもしれませんが、周囲の人が気軽に予定を変更するということは、大した不安要素がないということです。

ＡＳの人も「予定を変更することで良い方向へ向かえるのであれば、必要以上に不安に感じることはないのかもしれない」と考えてみてください。

ただ……トラブルや災害など本当に重大な想定外の出来事に直面したときには、ＡＳの人に限らず誰もが想定外で、ＡＳの人だけではありません。

本当の想定外に直面したときには、一人で焦らず、周囲と共に想定を考え直し、言葉にしながら確認し、具体的な対策を練ることで、問題を乗り越えるとよいと思います。

ポイント

- ＡＳの人は、失敗を避けるために常に多くのことを想定している。
- 詳細に想定した予定が崩れると、不安を感じるし、また想定をし直さなければならない。

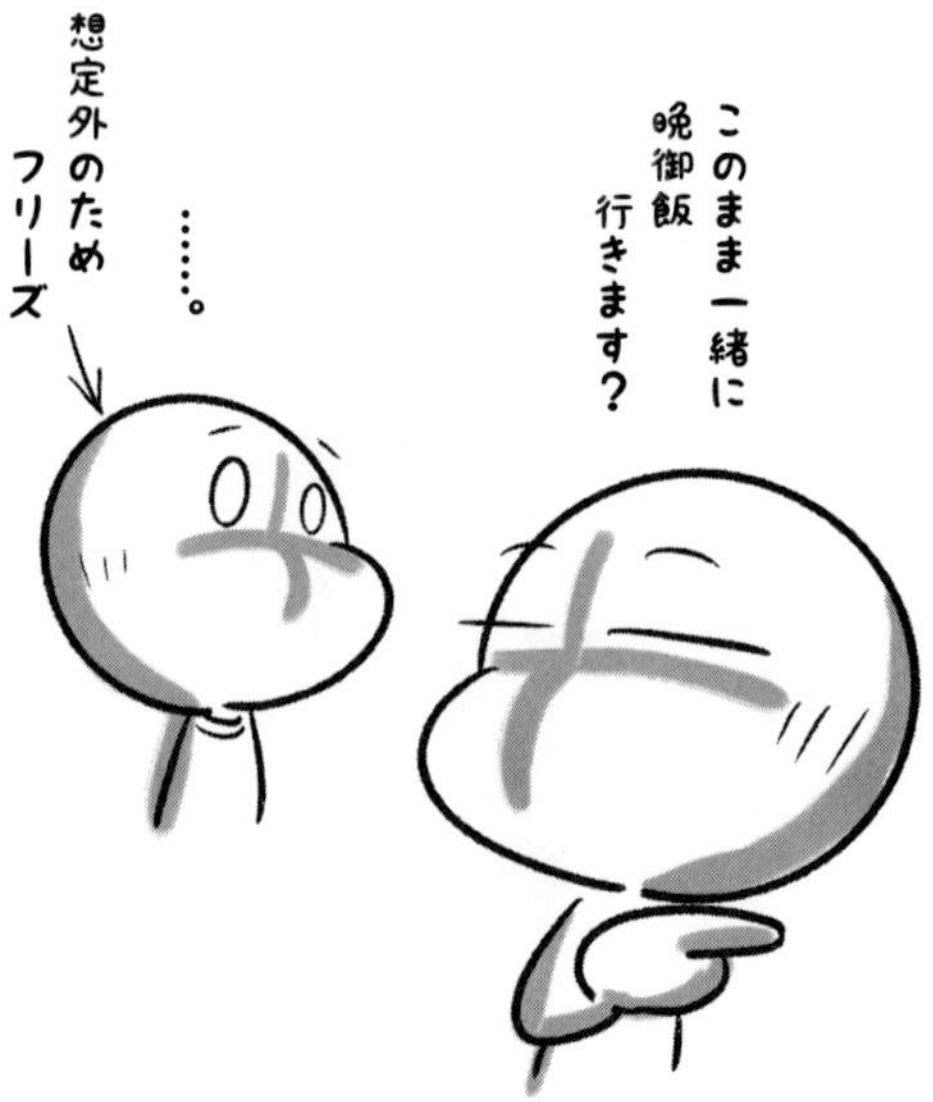
このまま一緒に
晩御飯
行きます？
……。
想定外のため
フリーズ

どうせ死ぬなら、いっそ死ぬつもりで

ここまで、ＡＳの人が死ぬほど嫌う失敗について考えてきました。

ＡＳの人は失敗に大小がなく、些細な失敗も大失敗と同等に気になり、落ち込んでしまうことが分かってきましたが、人生に失敗は付きものです。ＡＳの人はこれからも失敗のリスクを負いながら生きていかなくてはなりません。

そんなＡＳの人がどうしたら「失敗に対する不安」に向き合えるのか……アスピーラボではいろいろと話し合いました。

しかし、さまざまな不安を軽減するための一般的なアドバイスは、ＡＳの人にとっては「意味がない」とバッサリ切られてしまい、歯が立ちませんでした。

他に不安を解消できる方法はないか……実用書や偉人の言葉などにヒントを求めていたとき、アスピーラボで、ある人物の言葉に注目が集まりました。

それはアップル社の創業者スティーブ・ジョブズ氏のスタンフォード大学学位授与式でのスピーチでした。

スピーチの中で、ジョブズ氏は人生から学んだことの一つとして、

「毎日、それが人生最後の日だと思って生きれば、いつか必ずそのとおりになるだろう。今日が人生最後の日だとしたら、今日しようとしていることは、やりたいことだろうか?」

というメッセージを語っています。

ジョブズ氏は、17歳の時から毎朝鏡を見て「**今日が人生最後の日**」すなわち「**今日、死ぬ覚悟**」を持ち、今日やりたいことをして生きてきたというのです。


正直、「毎日を死ぬ覚悟を持って生きよう」なんて……メッセージが強すぎて私はちょっと引いていました。

一方、アスピーラボのメンバーは、このメッセージに少し納得した様子でした。

というのも「失敗が死ぬほど嫌い」なASの人にとっては、毎日が「今日、失敗をして死ぬ思いをするかもしれない日」なのです。「毎日を背水の陣の思いで生きている」と言う人もいました。

ASの人にとって毎日は、失敗をしないように文字通り必死なのです。

そんなＡＳの人にとって、いっそのこと「**今日、死ぬ覚悟を持ってやりたいことをすればいい**」というメッセージは逆転の発想であり、注目が集まったようです。

アスピーラボのあるメンバーは、精神的な絶望、無力感のことを「心が死ぬ」と表現しました。この言葉を使って言えば、人は失敗をせずに生きることはできないため、ＡＳの人の心はこの先も何度も死ぬことになります。

ＡＳの人がどうしても自分の失敗を受け入れられず、この先何度も「心が死んでしまう」のであれば、いっそのこと「今日、失敗をして心が死んだとしても納得ができるまでやりたいことしてみる」のはどうでしょうか？

☆ＡＳの方へ

自分が納得するまでとことんやりたいことを実行し、もし失敗して「心が死ぬ」ときには「ここまで自分がやりたいように実行したのだから、この失敗に悔いはない」と潔く落ち込むのです。

「失敗を恐れて自分がやりたくないことをした（やりたいことを諦めた）……にもか

かわらず失敗した」よりも「失敗を覚悟で自分がやりたいことをして失敗した」方があなたらしく生きられるのではないかと私は思います。

また、ジョブズ氏が人生から学んだこととしてもう一つ、「いつか『点と点がつながる』ことを信じることが、自分自身の心に従う自信を与えてくれる」

というメッセージがあります。

これは「先々役に立つかどうか今は分からないことでも、私が心から興味を持って選んだことなのだから、いつかつながり、役に立つ……だから自分自身の選択を信じなさい」という意味です。このメッセージも、どうしても先々のことを想定し不安になるＡＳの人に対して、「**あなたが心から興味を持った選択を信じなさい、いつか実を結ぶから**」と背中を押してくれるメッセージだと思います。

そしてジョブス氏は、スピーチの最後を「ハングリーであれ！　愚かであれ！」と締めくくっています。

これは「何かに挑戦をすると愚かに失敗をするかもしれない。けれど挑戦して結果が出るまで先々のことは誰にも分からない。だからいろいろと考えて想定をしたのならば、最後は愚か者のふりをして挑戦を決断しよう！」というメッセージです。

誰でも未来や人の気持ちを正確に予想することはできず、時には失敗を覚悟で決断する必要があります。

☆ＡＳの方へ

誰しも何かに挑戦をするときはしっかりと悩んで準備をし、最後は愚か者のふりをしなければ決断ができないのです。

失敗を過度に恐れるＡＳの人にとって、挑戦の決断は困難なことかもしれません。しかし、真面目で思慮深いＡＳの人がしっかりと悩んだ上で準備をしたのであれば、最後は挑戦をする価値があるのではないかと私は思います。

たしかに失敗をすることもあるかもしれません。それでも愚か者のふりをしていろいろなことに挑戦をしてほしいと私は考えています。

いろいろと考えましたが、結局のところＡＳの人の「失敗に対する不安」を払拭する方法は見つけられませんでした。

しかし、私は自分の可能性を信じ、全ての人の可能性を信じています。

「失敗を恐れて自分がやりたくないことをする（挑戦を諦める）」よりも「失敗を覚悟の上で自分がやりたいことをする」ことで、誰もが自分らしく生きられることを願っています。

ポイント

・ＡＳの人は失敗しないように必死で、「毎日、背水の陣だと思って」生きている。

・失敗をしないことに必死になるよりも、本当にしたいことに必死になってはどうだろうか。

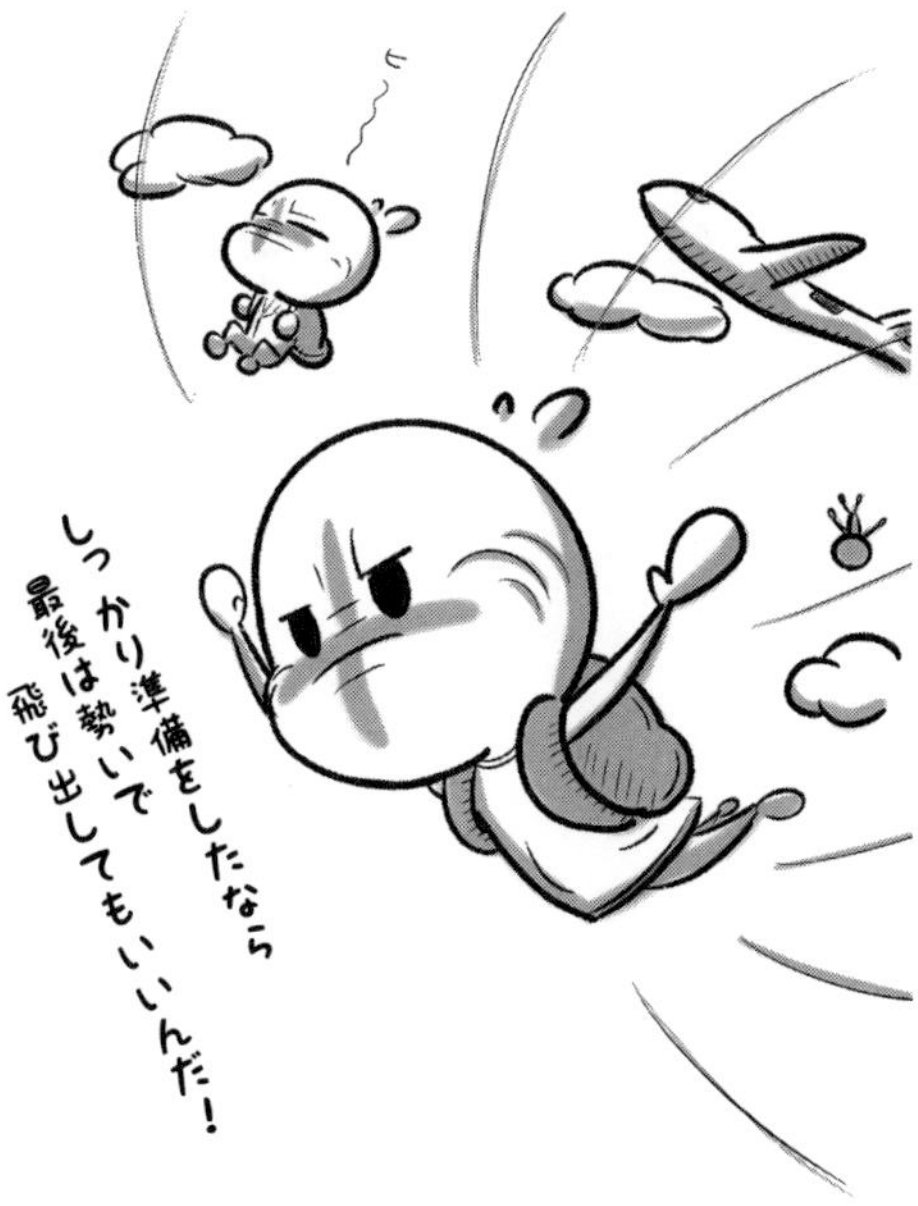
しっかり準備をしたなら
最後は勢いで
飛び出してもいいんだ！

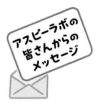

アスピーラボの皆さんからのメッセージ

「毎日が背水の陣なんです」

「毎日、失敗しないように注意しています」

第5章

集中力の話

休憩の必要性が
分かりません

ASの人には、ものすごい集中力がある？

「**集中力**」とは、ある物事に気持ちや注意を集中させる能力のことで、ASDの人は**高い集中力を持っている人が多い**といわれています（「**過集中**」といって、過剰に集中する特性があるといわれています）。

アスピーラボでも、「丸一日飲まず食わずで作業に没頭した」とか「8時間以上同じ体勢で作業を続けた」とか「集中し過ぎて倒れてしまったことがある」と言う人もいました。「金曜の夜に明日から休みだし絵を描こうと思い、描き始めて気づいたら月曜の朝だった」と言う人もいました。「読書、ゲーム、勉強、パソコン、趣味など、興味を惹かれると、終わるまで時間を忘れて集中してしまう」のだそうです。

すごいな〜と思う反面、疑問がわきます。

果たしてこれは「集中力がある」と言ってよいことなのだろうか？と。

例えば……

学校の授業中、ある子どもがすごい集中力で黒板の内容をノートへ書き写しています。

その子どもが真剣にノートへ書き写している最中、先生は教科書を読み上げ、授業が先に進み始めました。

他の子どもたちは、一旦ノートを書く手を止めたり、先生の話を聞きながらノートを書くことで授業についていきます。

しかし、すごい集中力でノートを書いていた子どもは、授業が進んでいることに気づかず、ノートを書き続けます。

そんなとき、先生が「では、続きを読んでください」と言ってその子が当てられました。

しかし、その子はノートを書くことに集中していたため、どこを読むか分からず困ってしまいました……。

さて、この子は授業に集中していたと言えるでしょうか?

真剣にノートに書いていたのですから「授業に集中していた」と言いたいところですが、授業は先に進んでおり「その時に集中すべきことに集中していなかった＝授業に集中していなかった」とも言えます。

少なくとも、先生は「授業を聞いていなかった＝授業に集中していなかった」と思うでしょう。

「○○に集中する」と言うと、まるで一つのことだけに取り組むように聞こえますが、実は多くのことを同時に行い、注意を向ける先をコントロールする能力も必要となります。

例えば、「授業に集中する」とは「①先生の話を聞く②教科書を読む③ノートを書く④意味を考える……」など、多くのことに注意を向けていることを意味します。「集中力がある」とは、単に一つの物事に集中することに加え、注意を向ける先を自在にコントロールできることだと私は考えています。

少なくとも、状況に合わせて集中を切り替えられなかったり、何かに集中し過ぎて体調を崩してしまうことは、集中をコントロールできているとは言えません。

実は、ASの人は「一つのことに集中することは得意」な反面、「集中をコントロールすることが苦手」であり、「一概に集中力があるとは言いがたい」と私は考えています。

ここからは、そんなASの人の「集中力」について考えていきます。

ポイント

- ASの人は、一つのことに集中することが得意。
- ASの人は、集中をコントロールすることが苦手。

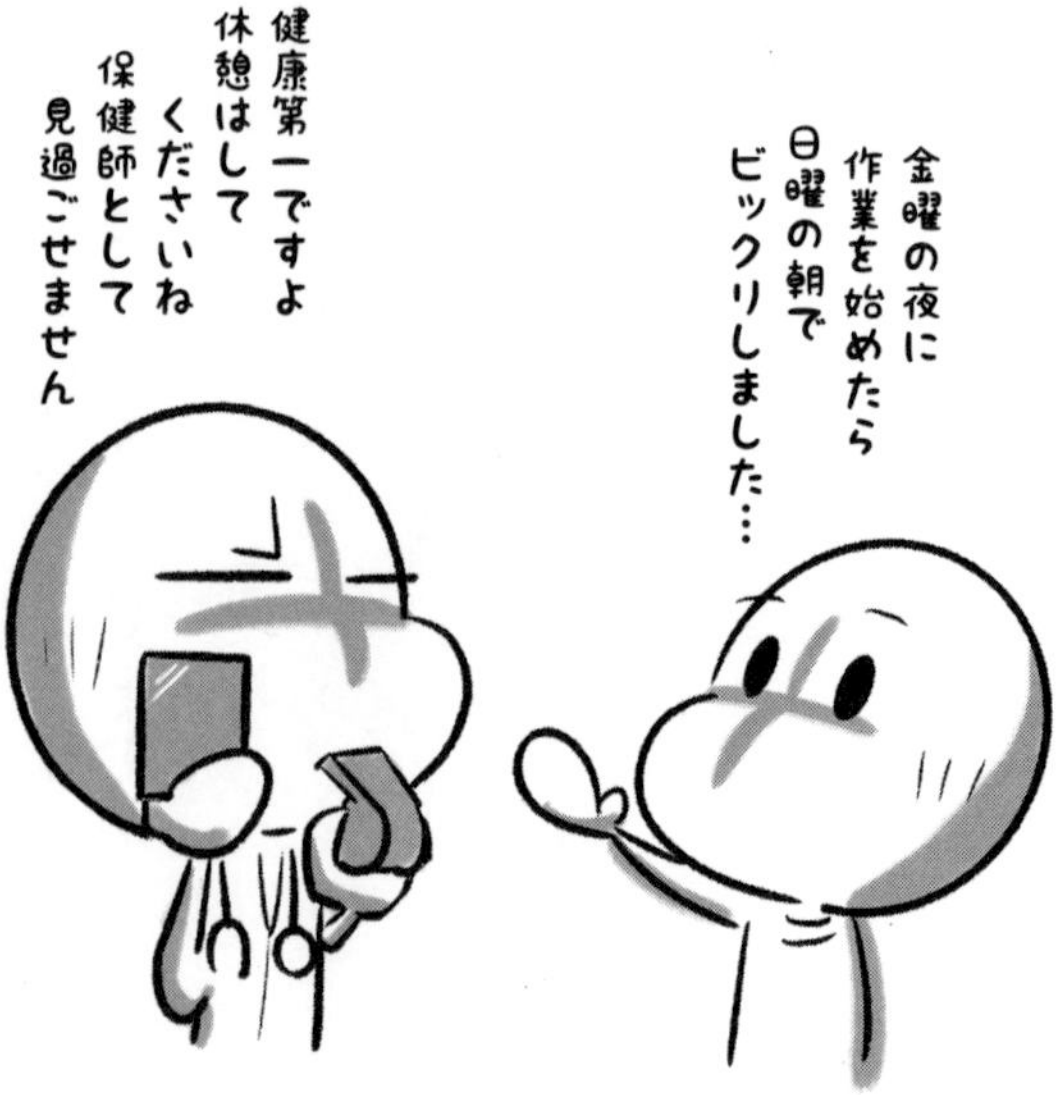
金曜の夜に
作業を始めたら
日曜の朝で
ビックリしました…
健康第一ですよ
休憩はして
ください ね
保健師として
見過ごせません

集中とメリハリ

集中力について考える前に、ＡＳの人とその他の多くの人とでは「集中の種類が違う」ことから説明をします。

第2章の「『休憩の必要性が分かりません』でも疲れやすい」の節（60ページ）で紹介したとおり、ＡＳの人は休憩の必要性を感じる隙がないほど一つのことに没頭する傾向があり、作業を強制的に中断される休憩を好みません。

ＡＳの人にとって「今日は集中してよく働いた！　一日があっという間だった！」という日は、中断されることなく何か作業に没頭できた日のことを言います。

ＡＳの人にとって「集中する」とは、何か一つのことに没頭する「**シングルの集中力**」のことを言います。

一方で、私が「今日は集中してよく働いた！　一日があっという間だった！」という日は、コーヒーを片手に、1時間に1回程度の休憩を挟みながらメリハリをつけて働くことができた日のことを言います。

多くの人にとって「集中する」とは、メリハリをつけることで休憩や複数の仕事にまんべんなく注意を払う**「マルチの集中力」**のことを言います。

前節で紹介したとおり、「集中する」とは何か一つのことに没頭することに限らないのです。

このように、集中力には「マルチの集中力」と「シングルの集中力」の2種類があります。

多くの人は両方の集中力を持ち合わせ、自然と使い分けているため、私が言わんとしていることをなんとなく分かってくれると思うのですが……アスピーラボのメンバーの中には「マルチの集中力」がピンとこないと言う人もいました。

実は、「集中する能力」が高いASの人は「シングルの集中力」が得意である反面、**「マルチの集中力」（マルチタスク）を苦手とする人が多い**といわれています。

ここからは、集中力を「マルチの集中力」と「シングルの集中力」に分けて、もう少し詳しく考えていきましょう。

ポイント

集中力には、「シングルの集中力」と「マルチの集中力」がある。

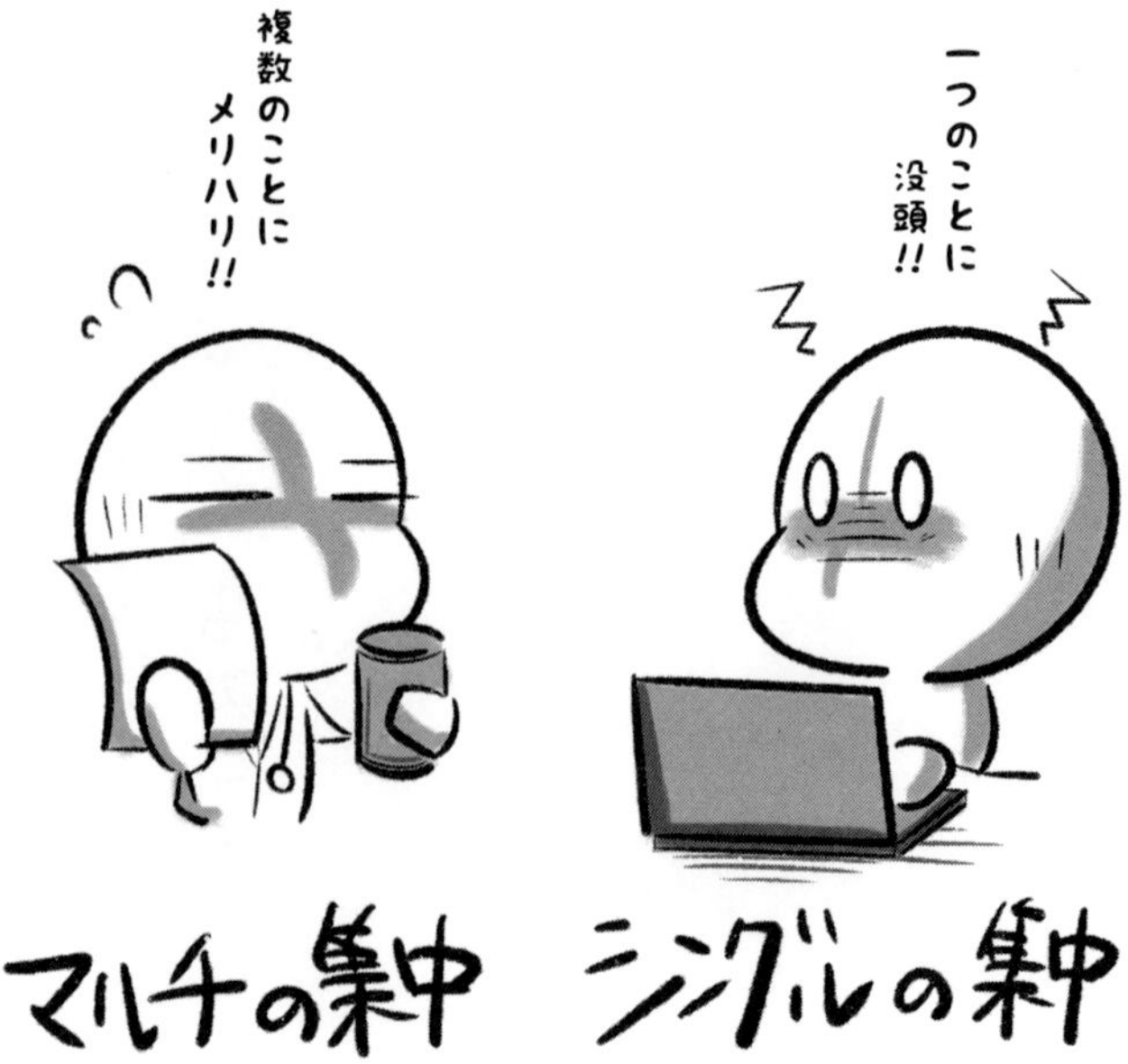
複数のことにメリハリ!!
マルチの集中
一つのことに没頭!!
シングルの集中

できる人ほど集中していない？「マルチの集中力」

はじめに、ＡＳの人が苦手としている「マルチの集中力」について説明します。「マルチの集中力」を支えているのは、「集中のコントロール」と「無意識下での動作」です。

スポーツを例に考えてみましょう。

私は球技が苦手で、バスケットボールのドリブルが上手くできません。試合をしても、ドリブルに集中してボールばかり見てしまい、へっぴり腰で動きもギクシャク、パスを出すこともままなりません。このように、ドリブルという一つの動作に集中している人は「シングルの集中力」を発揮しています。

一方、バスケットボールが上手い人は、ドリブルに注意を払っても集中はせず、コート全体を見渡しながら作戦を考えて味方にパスを出していきます。

このようにドリブルやパスなど特定の動作に集中せず、多くのことに注意を向けて試合全体に集中している人は「マルチの集中力」を発揮しています。

ところで、バスケットボールが上手い人は、複数の動作を同時にしていますが、この時は複数のことに同時に集中しているのでしょうか？

答えは「ＮＯ」です。

人は一つのことにしか集中ができないため、バスケットボールが上手い人でもシュートなどの重要な瞬間は、シュートに全集中しています。

先ほど「バスケットボールが上手い人は特定の動作に集中しない」と書きましたが、正確には「**特定の動作をする瞬間に集中する**」のです。

その瞬間に集中する対象を、ドリブル／味方を探す／作戦を考える／パス／シュート、と切り替えることで、バスケットボールの試合全体に集中をするのが「**マルチの集中力**」の正体です。

このため「マルチの集中力」を発揮するには、**その瞬間に集中する対象を次々に切り替えていく**「**集中のコントロール**」が不可欠となります。

しかし、瞬間に集中を切り替えているとはいえ、バスケットボールが上手い人はドリブルをしながら作戦を考えて味方に指示を出すなど、複数のことを同時にしているようにも見えます。

このようなことができるのは、バスケットボールが上手い人がドリブルを無意識下で行っているからです。

人は、たとえ複雑な動作であっても、慣れることによって無意識下で行うことができるようになります。

例えば、初めてパソコンを使うとき、誰しもキーボードを凝視し「『あ』と打ちたいけど『A』はどこだ……」と頭を悩まし集中力を消耗しながら作業をします。

しかし、作業に慣れてくると「『あ』と打つために『A』を押そう」などと考えることはなく、指が無意識下で動くようになります。

無意識は集中の逆の状態であり集中力を必要としないため、他のことに集中していても同時に無意識下で動作をすることができるのです。

瞬間の集中を次々と切り替える「集中のコントロール」と、**慣れによる「無意識下での動作」**これらを合わせたのが「マルチの集中力」です。

会社でパソコンを使いこなし、電話が鳴れば即応対し、上司から急な要求があればスッと処理ができ、隙を見つけてキチンと休憩を取れる人は、集中する作業を次々に切り替えられる「マルチの集中力」を発揮している人で、このような集中の仕方は一般に「メリハリをつける」と呼ばれています。

仕事以外にも、勉強やスポーツ、家事など、日常の作業のほとんどは複数のことを同時に処理する必要があるため、「マルチの集中力」は「シングルの集中力」に比べ日常で発揮する機会が多いのが特徴です。

そして、「マルチの集中力」には意外な一面もあります。

一つの作業に強く集中してしまうと、次々に集中を切り替えることができません。加えて、集中をしていない無意識下の動作を多用することから、実は**「マルチの集中力」を発揮している人はあまり集中をしていない**とも言えます。

仕事やスポーツをそつなくこなす人ほど、集中力を消費せず脳の疲労が少ないという実験結果もあり、「マルチの集中力」は深く集中しない方がうまく発揮できるということが分かっています。

仕事や勉強、スポーツなどをバリバリとスマートにこなす人ほど集中していない……「マルチの集中力」はちょっと不思議な集中力なのです。

さて、次は「シングルの集中力」について考えてみましょう。

ポイント

- 「マルチの集中力」は、集中する対象を次々に切り替える「集中のコントロール」のこと。
- 「マルチの集中力」は、無意識下での動作が多く、あまり集中力を使わない。

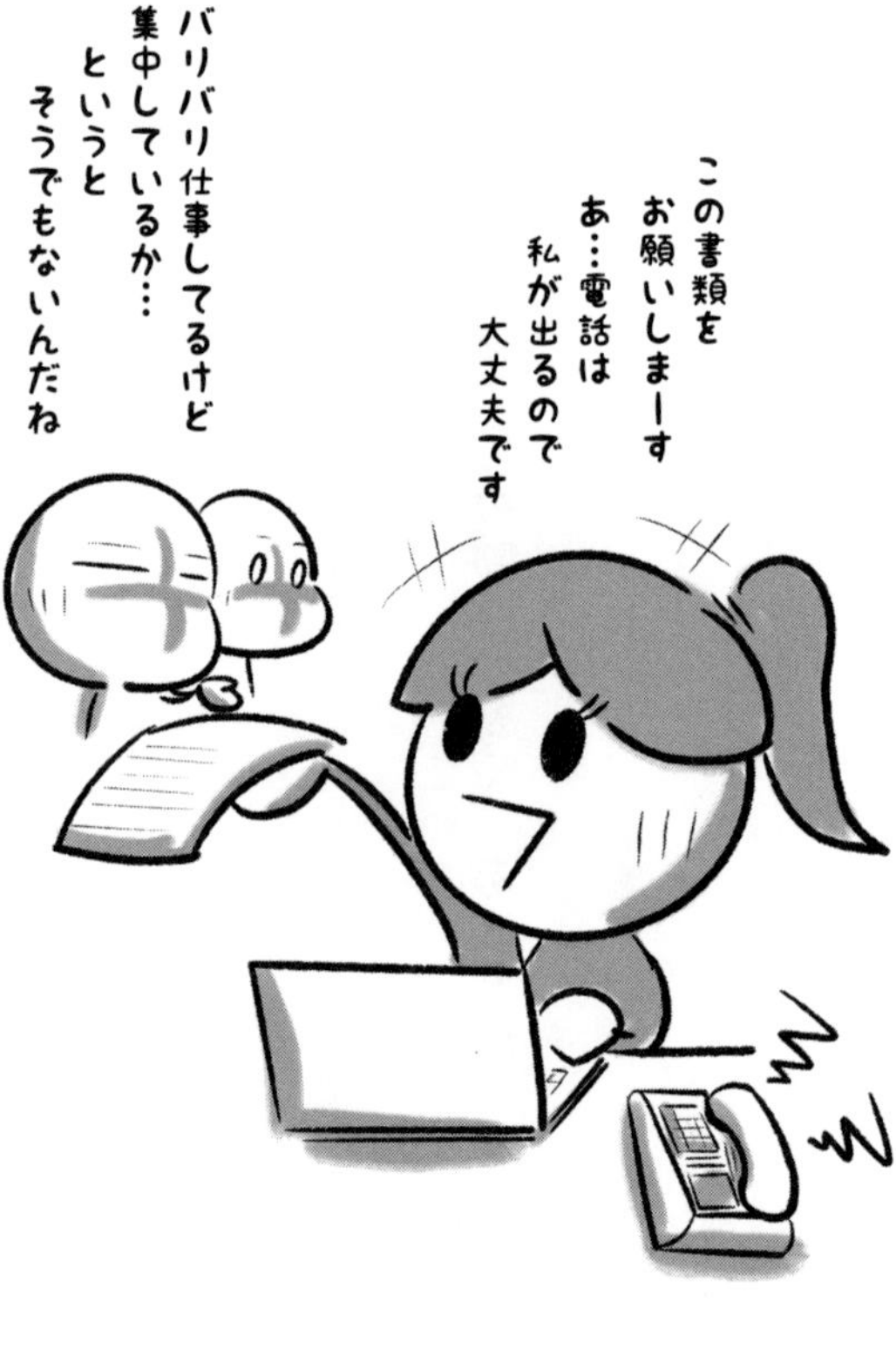
この書類を
お願いしまーす
あ…電話は
私が出るので
大丈夫です
バリバリ仕事してるけど
集中しているか…
というと
そうでもないんだね

AIを超える「シングルの集中力」

「マルチの集中力」とは逆に、「シングルの集中力」は「一つのことに強く集中する力」です。

「シングルの集中力」の達人といえば、将棋のプロ棋士です。

皆さんもテレビで、棋士が一点を見つめて数時間にわたる長考をしている姿を見たことがあるでしょう。

当然ですが、長考をしている間、棋士は将棋のことしか考えていません。

途中、電話がかかってくる心配も誰かに話しかけられる心配もないため、棋士は将棋だけに集中することができます。

棋士は、長い試合では12時間以上にも及ぶ対局の間、何十手も先にある数億通りの可能性を検討し続け、時にはＡＩの予想を超える一手が生まれることもあります。

こういう場合は、**一つのことに強く集中する「シングルの集中力」**を発揮します。

棋士や研究者、芸術家などが周囲に人を寄せつけず、作業に没頭し、優れた結果を出すときには「シングルの集中力」をフル活用しています。

私たちも、4桁の暗算をするときなどは高い集中力を発揮すると思います。

暗算をしている最中に他のことは考えられませんし、もし話しかけられて暗算を中断したときには、細かな数字を覚えていられないので、最初から計算をし直す必要があるでしょう。

このように、**「シングルの集中力」は「他のことを全て遮断する」**という点が「マルチの集中力」と大きく異なります。

ただ、「シングルの集中力」が実用的かといわれると、残念ながらそうではありません。

「シングルの集中力」を使っているときに邪魔が入って中断してしまうと、考えていたことをほとんど忘れてしまいます。

私も暗算をしているときに話しかけられたら無視しない限り忘れてしまってやり直

しになりますし、文章を書いている途中で電話対応をしたら、何を書こうとしていたか忘れてしまいます。

しかし、会社や家庭では、上司や家族に声をかけられることが多く、電話やチャイムが鳴れば対応をしなくてはいけません。

このため、中断したら考えていたことを忘れてしまうような「シングルの集中力」は、誰にも邪魔をされない環境を整えなければ活用することができないのです。

人が優れたパフォーマンスを発揮するには「シングルの集中力」が不可欠です。

しかし、使いどころを選ばないとうまく活用できないのが「シングルの集中力」の弱点と言えます。

ここまで、「マルチの集中力」と「シングルの集中力」という2種類の集中力について説明をしてきました。

実は、「マルチの集中力」や「シングルの集中力」という言葉は私の造語で、集中力には種類があることを表現したかったのですが、いかがだったでしょうか？

最後に、「マルチの集中力」と「シングルの集中力」をどう使い分けて活かせばよいかを考えながら理解を深めていこうと思います。

ポイント

- 「シングルの集中力」は、一つのことに没頭すること。
- 「シングルの集中力」は、時に優れたパフォーマンスを発揮するが、集中できる環境が必要。

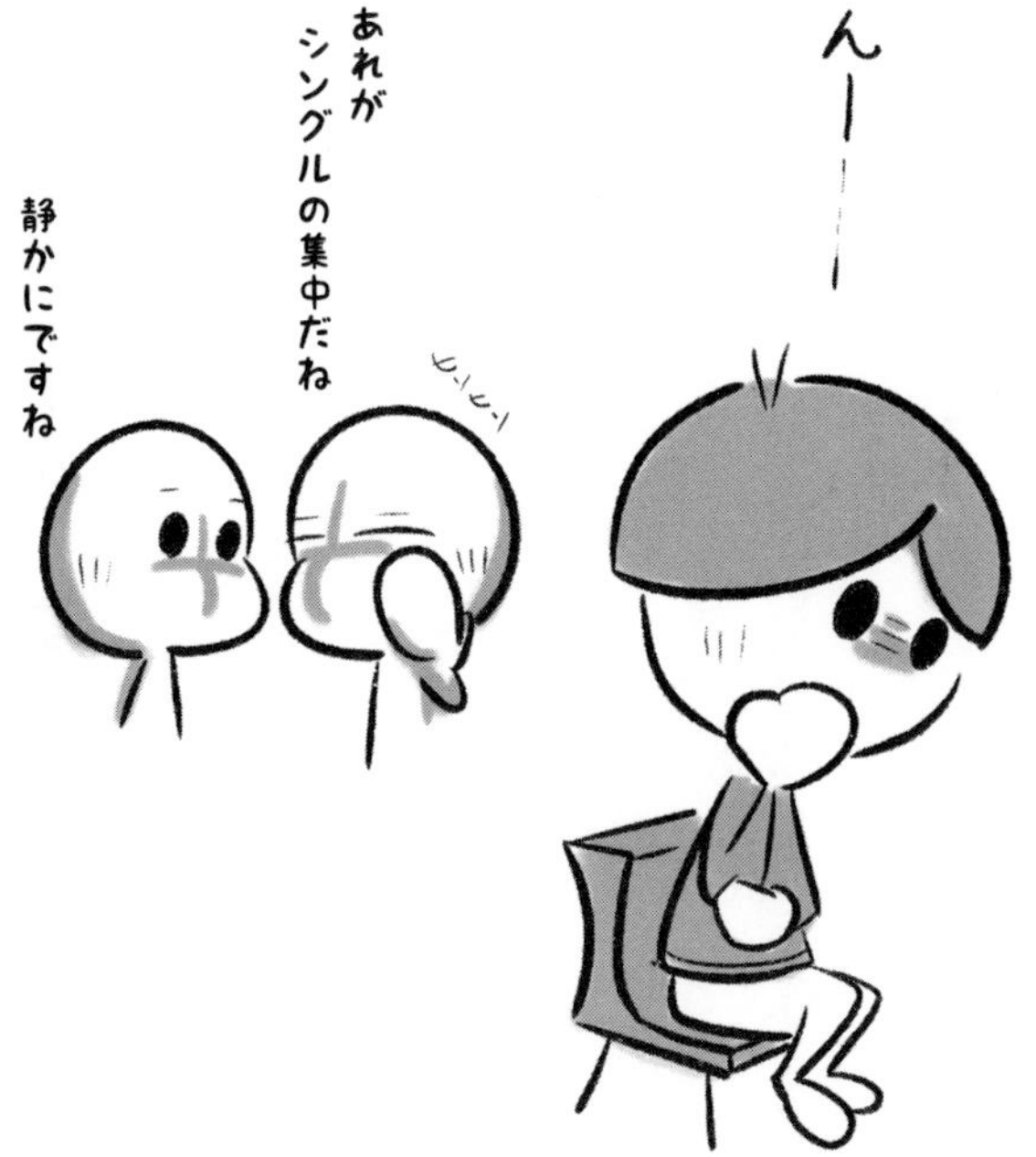
んーーー
あれがシングルの集中だね
静かにですね

「マルチの集中力」と「シングルの集中力」の使い分け

私は以前、「職場にいるＡＳＤの人が仕事に集中せず困っている」という相談を受けたことがあります。

集中することが得意であるＡＳＤの人が、集中をしないで困っている……少し不思議な相談ですよね。

なぜ、こんなことになったのでしょうか？

その職場では、全員が携帯電話を持ち、電話が鳴ればすぐに対応をする必要がありました。

そんな中、そのＡＳＤの人は電話対応をするたびに仕事の手が止まってしまい、仕事が異常に進まないとのことでした。

実はこの人は、「シングルの集中力」を使って仕事に強く集中していたため、電話が鳴るたびに「ハッ！」と現実に引き戻されて、慌てて電話対応をしていました。

慌てて電話に出ても、電話の内容に集中できずしどろもどろ。電話を終えたときには、それまでしていた作業の内容を忘れてしまい、作業を初めからやり直していたため、仕事が異常に進まなかったのです。

多くの人は、頻繁に電話対応をするような環境では「マルチの集中力」を発揮し、電話や声かけに対応できるよう、周囲に気を配りながら集中を切り替えています。

このため、「電話のたびに作業の内容を忘れ、作業を初めからやり直す」というASDの人の実情に気づいていません。

その人も「シングルの集中力」を使って仕事に集中しようと努力していたのですが、周りから見ると仕事が進まず、電話にも作業にも手がついていないように見えて、「仕事に集中していない」と言われてしまったようでした。

このように、「マルチの集中力」と「シングルの集中力」は状況に合わせて使い分けないとうまく発揮することができません。

しかし、ＡＳの人は「集中する能力」が高いため、何かを始めるとそれに強く集中し、集中力を使い分けることが苦手だといわれています。

では、どのように対応すればよいのでしょうか？

「マルチの集中力」を使いこなしている人の特徴は、「集中をコントロール」していることです。

そこで私は、次のことをおすすめしています。

☆ＡＳの方へ

「区切る」を意識することで「シングルの集中力」をコントロールする方法がおすすめです。

例えば仕事の場合、作業に取りかかる前にすべきことを細かく区切ってみてください。

午前中にすべきことが
「①メールの返信
②書類の作成」
だとしたら、もっと細かく区切ってみます。
「①受信したメールを読む
②返信を書く人を決める
③１人目の返信を書く
④２人目の返信を書く……」
など、自分が苦にならない範囲で細かく区切るとよいでしょう。

区切る目的は、大きく二つです。
1．事前に作業の区切りを考えることで、作業の時間配分を決める。
2．「区切る」と意識することで、中断させられたときに全ての作業内容を忘れるのを防ぐ。

「区切る」を意識するだけでも、強い集中に振り回されることが少なくなります。

また、急な仕事が舞い込んでも、区切りが多ければ新たな作業を入れ込みやすくなります。

このため、想定外が発生しても落ち着いて作業の時間配分を見直し、作業計画を組み直しやすくなると思います。

またプライベートの時間でも、何かに集中するときは「区切り」を入れることをおすすめします。

なぜなら、ASの人が「時間などの制限を設けず、最後までやり切る」と決めて集中すると、**体調を崩すまで作業を継続することがある**からです。

何かしらの理由で作業を中断させられて、一からやり直す気力がなくなり、未達成で終わってしまったとしたらもったいないですし、一度に継続し過ぎて体調を崩すことになっても問題です。

ASの人にはせっかく優れた「集中する能力」があるのですから、それを上手に活かす方法を自分のものにしてほしいと考えています。

☆ASの方へ

本を読む、絵を描く、何かを作る、ゲームをクリアするなど何をするときも、最後までやり切るのに1時間を超えるような場合は、1時間に1回程度の区切りを入れると決めてから作業に取りかかってみてください。

区切りのタイミングでは、「疲れていないか」「他にすべきことが発生していないか」にも注意を向け、何かすべきことに気づいたときは作業を中止してみてください。

集中し過ぎて体調を崩しては元も子もないので、ぜひ検討してみてください。

最後に、私はこれから「シングルの集中力」の時代になると考えています。

スマートフォンが普及した頃、全ての情報が何もかも通知され、何事にもマルチに即対応できることが美徳とされました。

2010年より前のガラケーの通知は、電話、メールに加え簡単なニュース程度でしたが、スマートフォンになると通知できる内容はどんどん増え、電話の着信、メール、チャット、SNS、ニュース、スケジュール、天気予報など何でも通知され、今では「何だこれ？」と思うようなよく分からないお知らせまでも通知されます。

しかし、２０２０年になってスマートフォンに「集中モード」など一定時間通知を切る機能が追加されました。

「集中モード」のスマートフォンに電話をすると留守電になり、「集中しているため、◯時までは電話に出られず、チャットにも返信できない」という旨のアナウンスが流れます。

これは、何事にもマルチに即対応することが美徳とされてきた情報化社会の流れを大きく変える変化です。

人は「シングルの集中力」を使った方が圧倒的に優れたパフォーマンスを発揮できることが見直されるこの変化は、「シングルの集中力」が得意なＡＳの人にとって追い風です。

多くの人は「シングルの集中力」を発揮することが苦手なため、「◯時までは集中する」と集中する時間を区切るために「集中モード」機能を使用します。

一方で、先ほど紹介した時間を「区切る」方法は、「シングルの集中力」が得意なＡ

Ｓの人が、「○時に集中をやめる」と集中を終える時間を区切る方法です。
「区切る」という発想は同じでも、ＡＳの人とそうでない人とでは、集中に対する考え方が全く逆であることがよく分かります。

どうして、このようなことを丁寧に書くかというと、「スマートフォンの通知が鳴っても気づかなくて困ることがあるのに、何のために『集中モード』があるのか意味が分からない」というアスピーラボでの声があったからです。

多くの人は、「集中モード」を使っても「シングルの集中力」を維持することが大変だというのに……ＡＳの人とそうでない人とでは、集中にそれほど大きな差があることをご理解いただけるかと思います。

ＡＳの皆さんは、「シングルの集中力」の長所・短所を理解し、うまく中断する方法も身につけることで、これからの働き方の強い武器にしてください。

★周囲の方へ

ASの人は集中しているときに話しかけられるとひどく驚き、集中してそれまでやっていたことを忘れてしまうそうです。特に困るのが電話だと言う人もいます。電話が鳴るたびに驚き、電話が怖くなると言う人もいます。また、仕事中に電話が鳴ると、考えていたことを忘れてしまい、仕事が進みません。集中できれば仕事がはかどります。可能な範囲でご協力いただけると幸いです。

ポイント

・ASの人は、「シングルの集中力」を中断することが苦手。
・多くの人は、「シングルの集中力」を維持することが苦手。

仕事バリバリ！
マルチの集中力が欲しいな…
執筆に集中…
シングルの集中力が欲しいな…

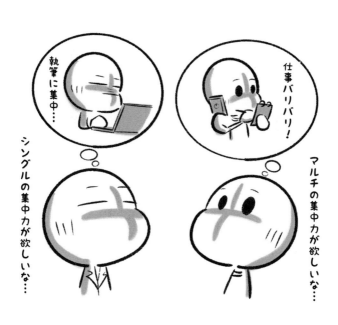

アスピーラボの
皆さんからの
メッセージ

「僕（ＡＳＤ）の集中力にも弱点はあった」

「私の集中力はあまりに深く、あまりに長い」

第6章

価値観の話

周囲が興味を持つことに
興味が持てず、
また自分が興味を持つことに
周囲が興味を持たないことが
不思議です

ＡＳの人は「内側に価値を見出す人」

私はＡＳの人を「内側に価値を見出す人」だと考えています……と言われても、意味が分からないですよね。

少し分かりにくいかもしれませんが、頑張って説明をするのでお付き合いください！

私は精神科の公認心理師という仕事柄、毎日多くの悩みを聞いています。

その中で、ＡＳの人とそうでない人とでは悩み方に違いがあることに気づかされます。

多くの人の悩みは、「人と比べて自分が劣っている」とか「人に自分がどう思われているのか不安だ」とか、**他者を基準**にして自分を比較し評価する「**外側の価値観**」による悩みです。

一方、ＡＳの人の悩みは、「予定したとおりにできない自分はダメなやつだ」とか

「他者の行動が自分には理解できない」とか、**自分を基準**にして自分を評価する「**内側の価値観**」による悩みが多い傾向にあると私は考えています。

例えば、仕事の失敗を指摘されたとき、「外側の価値観」が強い人は「失敗をした私はみんなと比べて劣っている、私はみんなからダメなやつだと思われている」と周囲の人の評価を気にして悩みます。

一方で、「内側の価値観」が強い人は「自分の掲げた目標を失敗する私は劣っている、失敗をする私はダメなやつだ」と自らを評価し追い込んで悩んでしまいます。

このように、実は同じ失敗について悩んでも、価値観の基準が違うと悩みの内容が異なるのです。

このため、価値観の違う人同士が悩み相談をしても、自分の気持ちが伝わらなかったり、話が嚙み合わなかったりすることがあります。

この本は価値観や思想を啓蒙《けいもう》する本ではないため、価値観について深く言及はしません。

しかし、ＡＳの人とそうでない人たちがお互いの考え方を知るために、もう少し「外側の価値観」と「内側の価値観」の違いについて説明していきます。相互理解のきっかけになればと思います。

ポイント

同じことに対して、価値観が異なると悩み方が違うようだ。

なんでこうも
理想と違う
のだろう…
どうしたら
みんなにイイネを
もらえるんだろう…
外側の価値観
内側の価値観

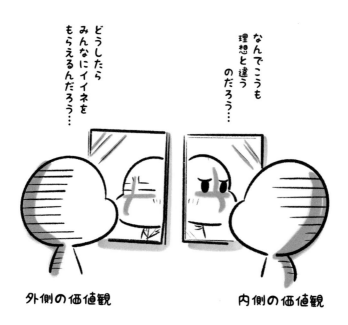

圧倒的な多数派「外側の価値観」

まず言っておきたいのは、「外側の価値観」と「内側の価値観」のどちらの方が良いということではないということです。どちらの価値観も囚われると悩みを深め、人間関係が悪くなっていきます。

また、誰しも「外側の価値観」と「内側の価値観」の両方を持ち合わせており、どちらの傾向が強いかという違いにすぎません。

皆さんも両方の価値観を持ち合わせているため、自分がどちらの傾向が強いか考えてみてください。

『内向型人間の時代 社会を変える静かな人の力』という本の著者である米国弁護士のスーザン・ケインによれば、米国における内向型の人口割合は33%~50%だそうです。その他に関連する出版物によると、日本では3割程度が内向型であるといわれています。

このように日本でも、「外側の価値観」の強い人（外向型）が多く、圧倒的な多数派だといわれています。

例えば、見た目にコンプレックスがあり「私は可愛くない」と悩む人は「外側の価値観」の強い人が多いです。

可愛くないと悩む人に、「あなたは何を基準にどのような理由で自分が可愛くないと評価しているのか、定量的に説明をしてください」と聞いても答えることができる人は、ほとんどいません。実は、可愛いという評価は曖昧なもので、みんなが可愛いと言っているものを自分も可愛いと言い、芸能人や周囲の誰かと自分を比べて評価をしているにすぎないのです。

このように、周囲の価値観に合わせ、自分と誰かを比較して悩むのが「**外側の価値観**」です。


人は、集団で生活をする社会性の高い生き物であるため、本能的に周囲と価値観を合わせようとします。

「外側の価値観」は、自分の価値観と周囲の価値観を合わせ、自分を周囲と比較することで仲間から外れないようにしようとする、人の社会的な本能によるところがあります。このため、多くの人は「外側の価値観」に強く悩まされることが多いのです。

精神科医でもある心理学者のアドラーは、「人間の悩みは、すべて対人関係にある」そして「悩みを消し去るには、宇宙の中に、ただひとりで生きるしかない」と言っています。つまり、（そんなことは無理なので）人は否応なく周囲の人との比較や対人関係などの「外側の価値観」に悩まされるようです。

もし、あなたの悩みが「外側の価値観」によるものか分からないときは、「あなたが宇宙の中にただひとりであったら、それを悩み続けるか」を考えてみてください。

あなたが宇宙の中にただひとりであれば、容姿や性別、年齢、健康、学力、収入、マイノリティなどを誰かと比較することができず、悩み続けても意味がありません。

あらためて考えてみると、私の抱える悩みは「外側の価値観」によるものでした。

皆さんの場合は、いかがでしたか？

次は「外側の価値観」の反対、「内側の価値観」について考えてみましょう。

ポイント

・「外側の価値観」が強い人は、自分と周囲を比較して悩む。
・「外側の価値観」が強い人は、多数派。

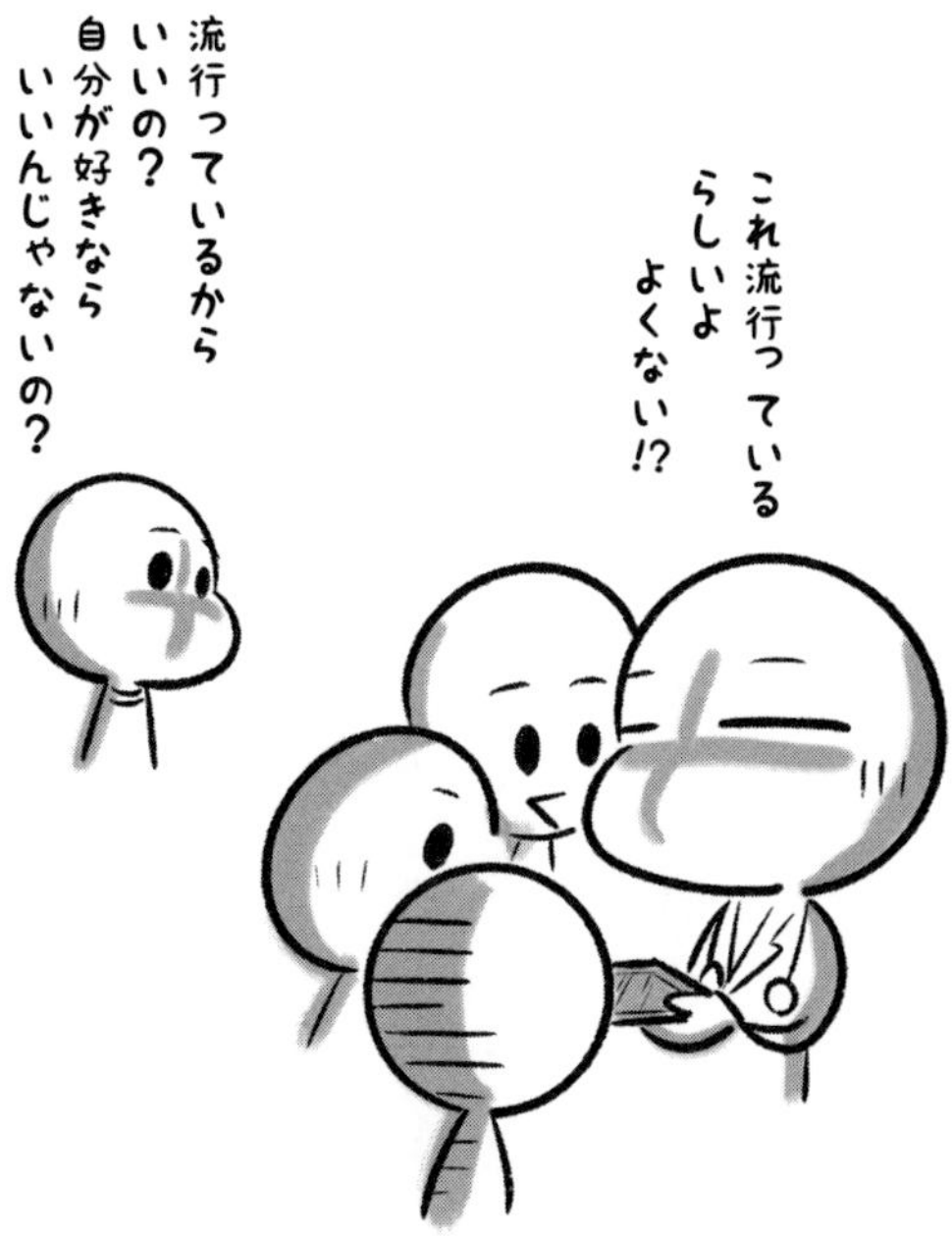
これ流行っている
らしいよ
よくない!?
流行っているから
いいの？
自分が好きなら
いいんじゃないの？

己との戦い「内側の価値観」

例えば、あなたが100点満点のテストで30点を取ったとします。

「30点は点数が悪い、赤点だ！」とショックを受けていたところ、「今回のテストは全員が悪かった、最高得点は30点だ」と先生から言われたら、皆さんはどう思いますか？

私なら、ホッと胸を撫《な》で下ろし、むしろ「最高得点は僕じゃん」と喜んでしまいます。

私と同様に、周囲と点数を比較して「30点が悪くない」と安心した人は、「外側の価値観」が強い人です。

しかし、本当に30点で良かったのでしょうか？

私は自身の成長のため、100点を目指して勉強をしていたはずです。

にもかかわらず、30点しか取れず、十分な知識が身についていなかったのであれば、ホッと胸を撫で下ろしている場合ではありません。

このように、周囲と比べて最高得点であったとしても、自身の目標が達成できなかったことにショックを受ける人は「内側の価値観」が強い人（内向型）です。

「内側の価値観」は、職人やスポーツ選手、芸術家など、何かに特化している人に多いといわれています。

私が本書を執筆している間に、東京オリンピック・パラリンピックがありました。選手のインタビューで、ある金メダリストは「自己ベストが出せなくて悔しい」と泣いていました。

また、他の金メダリストは「練習があるから開会式には出なかったし、閉会式にも出ない」と言っていました。

私であれば、「金メダルを取ったのだからもっと喜べばいいのに……」とか「閉会式ぐらい練習を休んで楽しめばいいのに……」と思ってしまいます。

しかし、この金メダリストたちは「他の人と比べて1位であった」こと（相対評価）よりも「自分が掲げる目標を達成する」こと（絶対評価）に価値を見出す「内側の価値観」が強い人であり、金メダルを取っても満足はせず、今後も練習を続けていくのだと思います。

また、人は「内側の価値観」に基づいて自己満足を果たそうとしていることもあります。

例えば、何か物を揃えるとき、特に意味もなく、誰に見せるわけでもないのに、「色を揃えたい」とか「ブランドを揃えたい」と考えるのは、「内側の価値観」です。
また、差し迫って必要な物ではないのに、手に入れたところで誰に自慢できる物でもないのに、どうしても欲しくて何回もウェブサイトで調べてしまう……これも「内側の価値観」による自己満足の世界です。

皆さんはいかがでしょうか?
私の場合、多くの人と同様に「外側の価値観」が強く、抱えている悩みのほとんどは「外側の価値観」によるものでした。
稀《まれ》に「あれが欲しい」など「内側の価値観」による自己満足を求めることもありま

すが、手に入らなければ諦めることも多く、思い悩むほどのことではありません。

一方、ＡＳＤの人は精神医学の分野で「**共感性が低く、こだわりが強い**」といわれています。

この特徴は、「内側の価値観」の強い人と特徴が似ています。アスピーラボでも「どちらかというと『内側の価値観』の方が強い」と言う人が多くいました。

「外側の価値観」と「内側の価値観」は、どちらの価値観の方が良いという話ではありません。

また、人によって価値観が異なるのは多くの人と同様であり、ＡＳの人だからといって「内側の価値観」が強いとも限りません。

ただ、人は価値観が異なれば同じことに対しても違う悩みを持ちます。

次は、価値観の違いによってどのような問題が起こりうるのか考えてみましょう。

ポイント

・「内側の価値観」が強い人は、理想の自分と比較して悩む。
・「内側の価値観」が強い人は、少数派。
・ASDの特性と、「内側の価値観」は似ているかも。

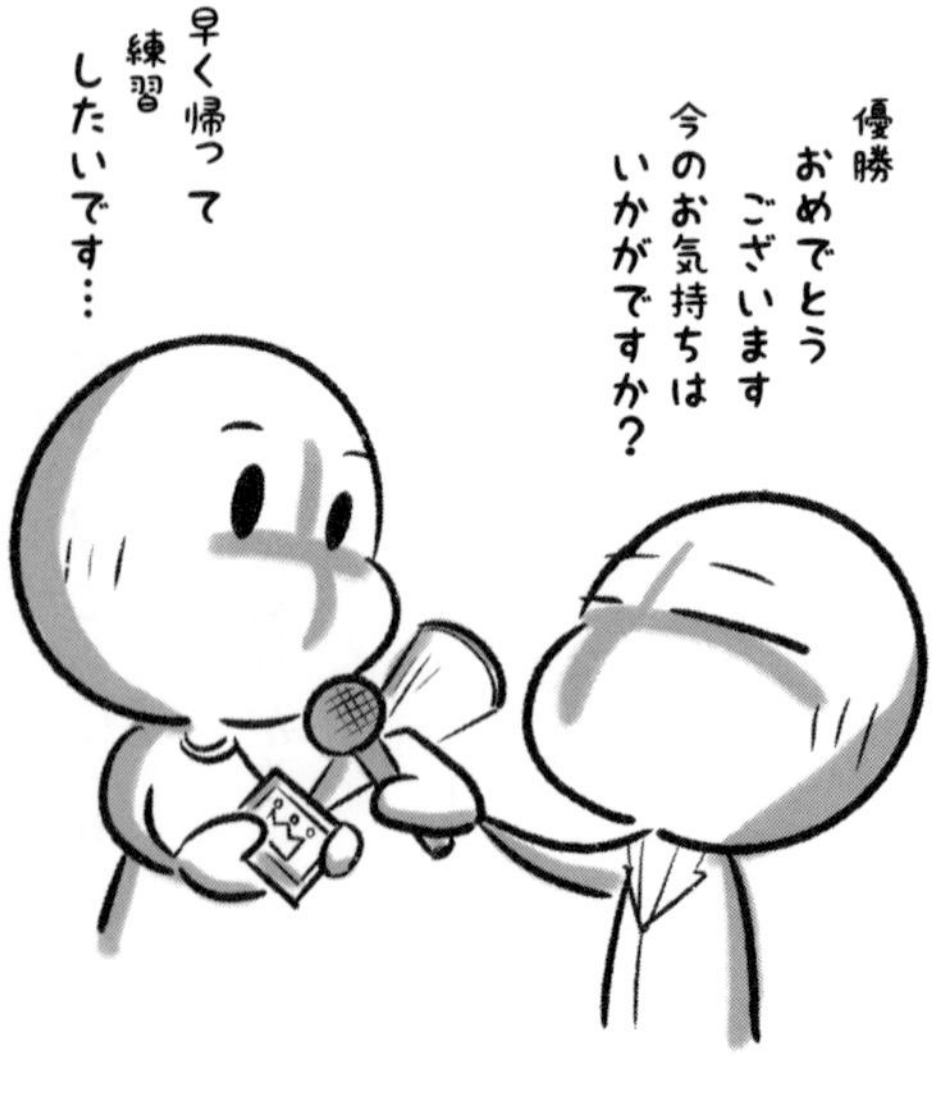
優勝おめでとうございます
今のお気持ちはいかがですか？
早く帰って練習したいです…

価値観の違いは誤解の温床

「外側の価値観」と「内側の価値観」の持つ問題点について、前節で紹介した「100点満点のテストで30点を取った」ケースを考えてみます。

「外側の価値観」が強い人は、100点満点のテストで30点を取ったとしても、クラスで一番なら30点に満足し、クラスメイトから「こんなに難しいテストで30点を取るなんて、すごいね」と言われれば、悪い気はしません。

一方で、「内側の価値観」が強い人は、クラスで一番であったとしても、目標であった100点に届かず悔しい思いをします。

そんなときに、クラスメイトから「こんなに難しいテストで30点を取るなんて、すごいね」と言われたら心中は複雑で、場合によっては「私は100点を目指していたのに悔しい」と言ってしまうかもしれません。

それを聞いたクラスメイトに「クラスで一番なのに、より高みを目指すなんて……

すごい人なんだな」と思われたらよいのですが、「クラスで一番なのに悔しいだなんて、なんかいけすかないよね」と思われると、人間関係が悪くなってしまいます。

このように、価値観が異なると同じことに対する受け取り方が変わってしまうため、気をつけないと誤解を招く原因となってしまうのです。

どちらの価値観の方が良いというわけではありませんが、「外側の価値観」の強い人の方が圧倒的に多いために、どうしても「内側の価値観」が強い人は誤解を受けやすい傾向にあります。

例えば、「内側の価値観」が強い人は「周囲が興味を持つことに興味が持てず、また自分が興味を持つことに周囲が興味を持たない」ことに悩むことがあります。

ところが、「外側の価値観」が強い人にはこの悩みがよく分からず、「『内側の価値観』の強い人が、周囲と同じことに興味を持てず、仲間に入れないことで悩んでいる」のだと勘違いをしてしまいます。

しかし、「内側の価値観」が強い人は特に仲間に入りたい・入りたくないを意識しておらず、自分の興味があることに時間を使いたいと考えています。

ただ、このような誤解で「仲間に入れないことで悩んでいる」とか「変わった人だ」「一人でいるのが好きなのだろう」と決めつけられることは、居心地が悪くて嫌なのです。

「内側の価値観」が強い人は、「一人でいたい」と考えているのではなく、「自分と同じことに興味のある人がいれば、一緒にいたい」と考えています。

このため、「なぜ自分と同じ興味を持つ仲間がいないのだろう？　なぜ自分の興味は周囲と不一致を起こしているのだろう？」と悩むのです。

このように、価値観が異なると、自分の悩みを相談したくても、そもそも悩みを理解してもらえないことすら多くあります。

最近、多様性という言葉をよく聞きますが、価値観の異なる相手の立場になって考え、理解することはとても難しいことなのだと私は思います。

ところで、この話は「内側の価値観」の強い人が少数派であるため勘違いされやすいという話では終わりません。

実は「内側の価値観」の強い人自身も、「外側の価値観」の強い人の気持ちを勘違いしていることが多いのです。

特に「内側の価値観」の強い人は、自分の中に強い評価軸を持っている人が多いため、「周囲はきっと○○のように思っているに違いない」と自分の中で思い込む傾向があります。

しかし、「価値観の違う相手のことを本質的に理解することはできず、他人の気持ちを人が決めることはできない」と私は考えています。

ですから、周囲の気持ちを自分が決めるのではなく、「周囲の考えを理解させてもらおう」と**コミュニケーションを取り、理解に努める**ことが大切だと考えています。

相手の価値観を理解することは難しいことです。

同時に、自分の価値観に執着し、何でも自分の物差しで評価してしまうことはとても危ういことです。

次は、価値観と評価について考えてみましょう。

ポイント

・価値観が違うと誤解の原因になる。

・少数派の価値観は、誤解されやすい。

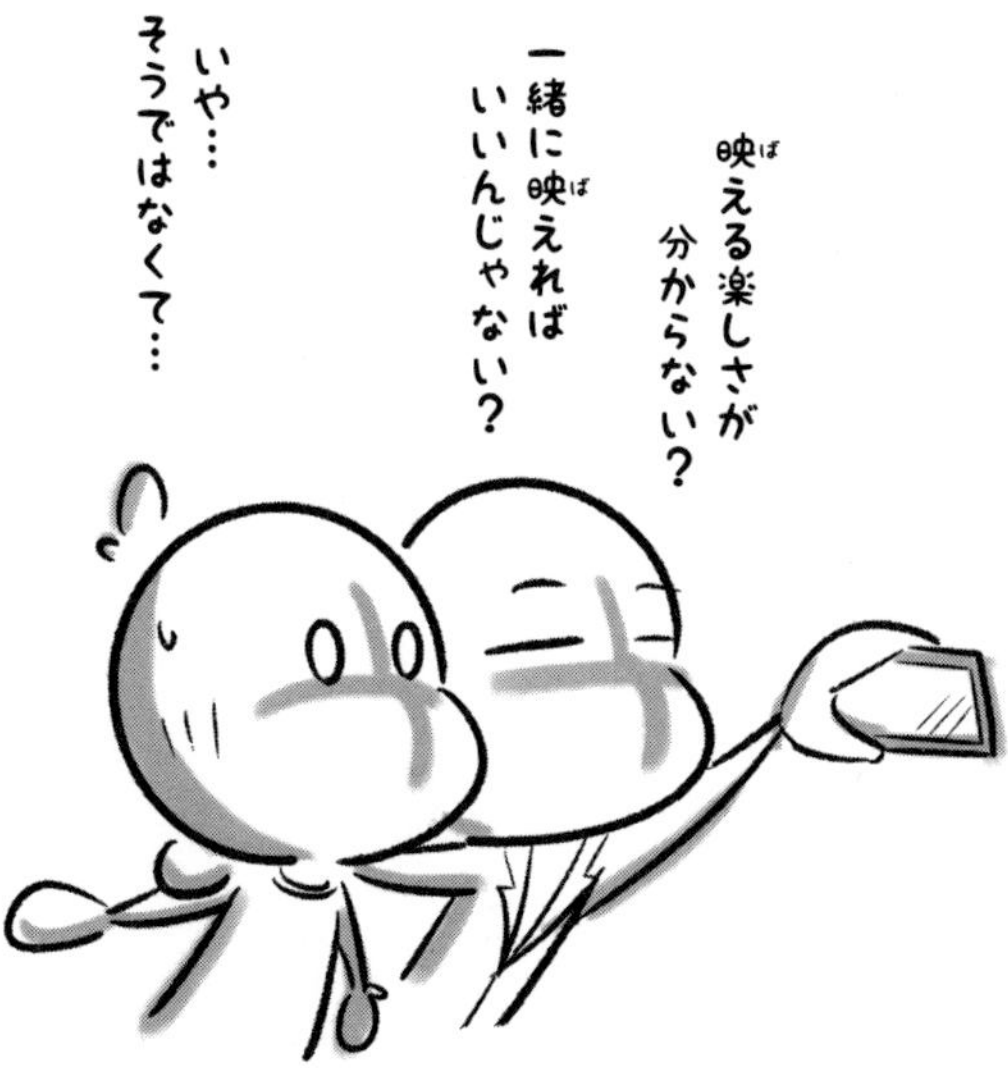
映《ば》える楽しさが
分からない？
一緒に映《ば》えれば
いいんじゃない？
いや…
そうではなくて…

評価をしない

最後に、「外側の価値観」と「内側の価値観」にどう向き合えばよいのかを紹介したいと思います。

実は、「外側の価値観」と「内側の価値観」のどちらも強く執着すると苦しむことになります。

なぜなら「事実は変えられない」からです。

当然のことですが、事実は変えられず、悩んでもどうしようもありません。

しかし……

「外側の価値観」に執着する人は、自分の置かれている事実を周囲と比較し、「自分は周囲と比べて劣っている」と評価をして苦しみます。

「内側の価値観」に執着する人は、自分の置かれている事実に対し、「失敗ばかりする自分はダメなやつだ」と評価をして苦しみます。

このように、どちらの価値観も強く執着すると悩みが深まり、苦しむことになるのです。

では、どうしたらよいのか……悩みを聞くプロでもある、精神科医や心理士（公認心理師、臨床心理士）がカウンセリングで実践している方法があります。

それは「**評価をしない**」（ジャッジしない）ことです。

例えば、「過去の失敗が恥ずかしく、トラウマになっている」という相談の場合、「過去の失敗」は事実であり、誰にも変えることができないため、認めるしかありません。

一方で、精神科医や心理士は事実を認めても、「失敗が恥ずかしかった」について評価をしません。

もし仮に「あなたの気持ちが分かる、それは恥ずかしいことだね」と本人の評価を認めてしまったら、「その失敗は恥ずかしいね。残念だけど過去は変えられないから、あなたはその恥を忍んで一生苦しまなくてはいけないね」と患者の悩みを後押しすることになるからです。

逆に、精神科医や心理士が「そんな失敗は大したことない。恥ずかしくはないよ」と本人の評価を認めなかった場合、患者の価値観を否定していることになり、さらに傷つけてしまいます。

また、トラウマになるほどに恥ずかしかった事実をポジティブに評価し直し、良い思い出にすることも不可能でしょう。

精神科医や心理士ができるのは、失敗した事実を丁寧に聞き出して本人の心を落ち着け、一緒に振り返ることで、**「事実」と「本人の評価」を区別して評価への執着を減らす**ことなのです。

例えば、次のようにすることがおすすめです。

☆ASの方へ

「嫌なことを思い出した」——自分が置かれている事実は認めざるを得ないが、「嫌なことだ」と評価をせず「あ……思い出した」までにとどめる。

「失敗した……自分はダメなやつだ」と思った——失敗した事実は認めざるを得ない

が、「ダメなやつだ」と評価をせず「失敗した」事実だけを認める。

「ASの人はマイノリティで誤解されやすく、不運だ」と思った――ASの人がマイノリティで誤解されやすい事実は認めざるを得ないが、「不運だ」と評価をせず、ASDの特性を持つ事実だけを認める。


起こった事実に対し、「好き・いいね・ラッキー」とポジティブに捉えるか、「嫌だ・ダメだ・不運だ」とネガティブに捉えるか、評価は人それぞれです。

事実は認めざるを得ませんが、事実に対するあなたの評価は、自分自身で決めるものですから、自分自身で変えることもできます。

しかし、すでに傷ついている事実をポジティブに評価し直し、良い思い出にすることは難しいでしょうから、評価をし直すのではなく、**評価そのものをやめ、これ以上傷つくこともやめてしまう**のです。

悩み相談と聞くと、「相手の気持ちを肯定し同情する」とか「相手の気持ちを否定し説教で諭す」などと思われがちですが、精神科医や心理士は、患者の悩みを肯定も否定もせず「評価をしない」ことで患者と向き合っているのです。

ここまで、価値観という視点からASの人について考えてみました。

「外側の価値観」と「内側の価値観」とでは、どちらの価値観の方が良いという話ではありません。

また、人は多くの価値観を持ち合わせていますから、ASの人であっても人によって価値観が異なり、ASDだから「内側の価値観」が強いとも限りません。

ただ、どのような価値観も強く執着すると、誤解を招いたり、自分や周囲を傷つけたりする原因となってしまいます。

もし悩みが絶えないとしたら、自分の価値観や評価に執着していないか、自分で自分や周囲を評価して苦しめていないか、事実と評価を分けて考えてみてください。

ポイント

- 価値観に優劣はなく多様なもの。
- 事実は認めるもの。評価は自分自身で決められるもの。

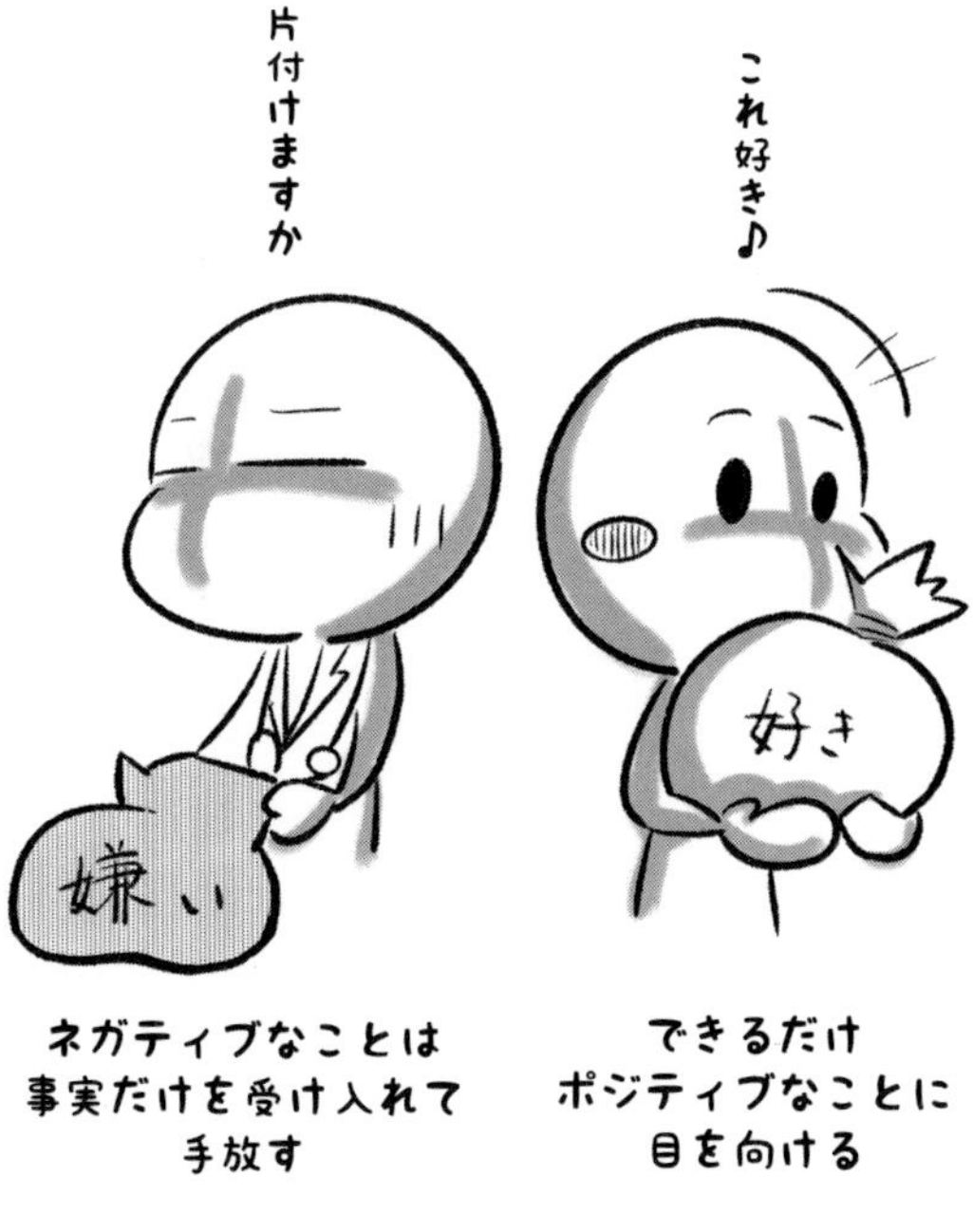
これ好き♪
片付けますか
好き
嫌い
できるだけ
ポジティブなことに
目を向ける
ネガティブなことは
事実だけを受け入れて
手放す

アスピーラボの皆さんからのメッセージ

「もっと早く知りたかった」

「価値観は人それぞれ。どっちが上も下もない」

第7章

音と文字の話

音を字幕にして
聞いています

ＡＳの人は耳がいい…わけではない　～聴覚過敏～

ＡＳＤの代表的な特徴の一つに聴覚過敏があります（聴覚過敏以外にも、感覚過敏の症状を持つ人がいるといわれています）。

聴覚過敏とは、ごく普通の音が異常に大きく感じられる、頭に響くなど、**音に不快感や苦痛を感じる**ことです。

聴覚過敏が起こる原因として考えられていることは

- ストレスにより自律神経が乱れて、強い緊張状態となり、過剰に周囲に過敏となっている。
- 大きな音に対して、そのまま伝えないようにして鼓膜を守る機能や、聞こえる音の強弱を調整する機能がうまく働いていない。
- 「選択的注意（カクテルパーティ効果）」という、必要な音と不必要な音を無意識に振り分け、重要な情報に注意を向ける脳の機能がうまく働かずに、全ての音が聞こえてしまう。

など。

こういったことが聴覚過敏の原因として挙げられます。原因は一つだけでなく、いくつかが組み合わさっていることもあるそうです。

聴覚過敏についてさまざまな研究が行われていますが、現在の医学では聴覚過敏が耳の異常なのか、脳の異常なのか、はっきりとした原因は解明されていません。そして、根本的な治療法も確立されていません。

ただハッキリしているのは、聴覚過敏の人が聴力検査で良い結果を出すわけではなく、特別に耳が良くて小さな音が聞こえるわけでもないということです。

人は「気になる音だけに注意を向ける」能力（選択的注意）を持っています。

誰しも何かに集中しているとき、後ろから話しかけられていることになかなか気がつかず、名前を呼ばれてやっと気がつくような経験があると思います。

このようなとき、特に耳を塞いでいるわけではないので、耳に入ってくる音自体は普段と変わらないはずです。

つまり、人は耳に入ってきた音にある程度の注意を向けないと、その音を認識することができないことがあるのです。

一方で、特定の音に注意が向き過ぎて気になることもあります。

例えばベッドに入ったとき、普段は気にならない時計の音が妙に気になって眠れなくなったり、イライラさせられたりした経験があると思います。

このように、人は耳に入ってきた音に注意を向けることで音を認識することができますが、そのコントロールがうまくいかないときには、普段は気にならない音でも不快に感じ、困ってしまうのです。

アスピーラボで聴覚過敏を持つメンバーに話を聞くと、「いろいろな音が聞こえ過ぎて困っている」よりも、「予想外の音や特定の音に意識が強く持っていかれ、不快に感じて困っている」と言っていました。

このことから、聴覚過敏を持つＡＳの人は、本来聞きたくない音がノイズとなり、聞きたい音に集中できないことに困っていると考えられます（特に騒がしい環境では、聞きたい音の特定が難しく、聞き取りにくいそうです）。

前に第5章で「ＡＳの人は独特の集中力を持っており、集中のコントロールが苦手である」ことを紹介しました。

もしかすると、ＡＳの人は音に関しても集中のコントロールが苦手で、本当に必要な音に集中することが苦手なのかもしれません。

聴覚過敏に限らず、モスキート音など年齢によって聞こえない音があるように、たとえ同じ音が鳴っていても、その聞こえ方は人によって異なります。

実は同じ環境にいても、私とあなたが同じように聞こえているとは限らないのです。

ここからは、ＡＳの人の聞き方とコミュニケーションの違いについて考えていきます。

ポイント

・同じ音でも、聞こえ方は人それぞれ。
・聴覚過敏は、耳がいいのではない。
・聴覚過敏は、普通の音が不快に感じて困る。

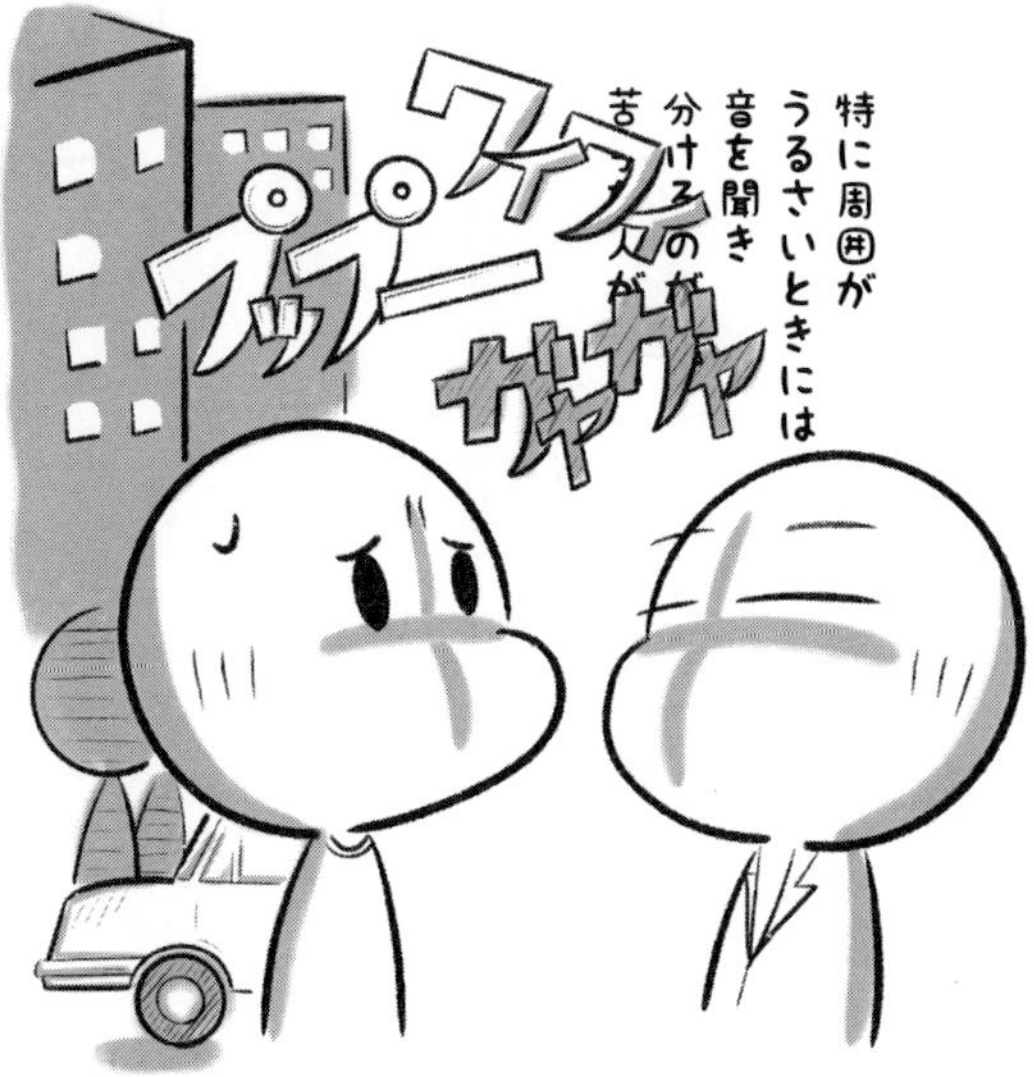
プップー
ワイワイ
ガヤガヤ
特に周囲がうるさいときには音を聞き分けるのが苦手な人が

音を字幕にして聞いています

皆さんは周りの音をどのように聞いて、理解していますか？　……と言われても、多くの人は質問の意味が分からないかもしれません。

ところが、アスピーラボの皆さんによると、特徴のある聞き方で音を理解しているというのです。

実は、ＡＳの人は聞いた言葉を頭の中で文字に起こし、その文字を読むことで音を理解している人が多いようです。

イメージとしては、**頭の中で映画の字幕のように文字を起こし、その字幕を読んでいるような感じ**でしょうか。

アスピーラボのメンバーの中には、「頭の中で逐語録を作っている」と表現する人もいました。

知らない外国語の映画を観るとき、誰しも日本語字幕を読まないと言葉の意味が理解できないように、ＡＳの人は頭の中で起こした文字を読まないと言葉の意味が理解できないことがあるようです。

さらに、言葉だけではなく生活音も、頭の中で文字になっていると言う人もいました。

こちらは漫画の擬音語のようなイメージで、犬の鳴き声などが「ワンワン」と頭の中で文字になるようです。

私は当初「文字にして、音を読むように理解している人は、ＡＳの人の中でも少数派だろう」と思っていましたが、アスピーラボで意見を聞くと、多くの人が同様の方法で音を理解していることに驚きました。

そこでまず、ＡＳの皆さんにお伝えしないといけないのは、「多くの人は音から直接意味を理解しており、頭の中で文字に起こしてはいない」ということです。

ちなみに、人にはそれぞれ認知の仕方に得意不得意があり、認知特性は大きく三つのタイプに分類されるといわれています。

視覚優位（目で見た情景を覚えることが得意な人）、
言語優位（言葉を使って情報を整理し理解することが得意な人）、
聴覚優位（音や声を聞いて情報を理解することが得意な人）
です。

このように人それぞれに得意不得意はありますが、（視覚優位、言語優位の人でも）多くの人は、会話を文字に起こさずに聞いています。音をわざわざ文字にすることはなく、音から直接意味を理解しているのです。

ではなぜ、音を文字に起こして理解しているのでしょうか？　……と、アスピーラボで尋ねても理由は分かりませんでした。

というのも、ＡＳの人は小さい頃から音を文字に起こして理解しており、「みんな同じように字幕にしている」と考えていたため、理由を考えたこともないのですから分からないのも当然です。

……というわけで、アスピーラボで具体的に検討してみました。

まず、音を文字に起こして理解するメリットは、言葉をより正確に理解できることです。

勉強をするとき、黙読をするだけではなく声に出して耳で聞き、字を書いて目で見ることにより正確に記憶できるように、人はより多くの感覚を使うことで物事をより正確に認識し、理解し、記憶することができます。

他にも、テレビ番組で重要なコメントに字幕がつくのも、コメントを文字で見ることにより理解を強化したり補助したりするためです。

ASの人の場合、文字を手で書いているわけではないので、実際に文字を視認することはできませんが、頭の中で文字に起こすことで、言葉を音だけではなく文字としても認識し、より正確な理解に努めているのではないかと考えられます。

ASの人は、自身のことを「聞き流せない人」と言い、何事も正確に理解しようとする傾向にあります（第1章の「ASの人に聞く『ASの人とはどんな人ですか？』」の節34ページ）。

また、「他人の言葉をよく覚えている」とも言います（第2章の「『そんなこと言ったっけ？』って何？」の節54ページ）。

これらの特徴は、ＡＳの人が音を頭の中で文字に起こすことで言葉を人一倍正確に理解し、記憶しているためだと考えられます。

一方、音を文字に起こして理解することには、デメリットもあります。

それは、文字に起こすことに集中し過ぎてしまうことです。

試しに皆さんもテレビやラジオ、歌詞のある音楽など何でもよいので、言葉を聞きながら文字を頭の中で映画の字幕のように思い浮かべてみてください……これがかなり大変で、集中しないとできないことが実感できると思います。

ＡＳの人は、先生の話を聞きながらノートを書くなど、「話を聞きながら何かをすることが苦手」だと言います（第５章「集中力の話」）。

これは、ＡＳの人が「シングルの集中力」が得意という特性もありますが、話を聞くことだけに集中しないと、文字に起こし、理解するのが難しいという事情もあるようです。

音を聞く……たったこれだけのことでも、人によって大きな差があり驚きました。

たとえ同じ音が耳に入ったとしても、同じように聞こえ、認識しているとは限らないのです。

コミュニケーションについて考えるとき、多くの場合「同じ物を見て、同じ音を聞いた上で各々が感じたことをどのように共有し理解し合うか」を考えますが、場合によっては「同じように見えているか？　同じように聞こえているか？」から考える必要もあるようです。

ポイント

- 人によって音の聞き方が違う。
- ASの人は、頭の中で音を文字に起こして理解している人もいる。

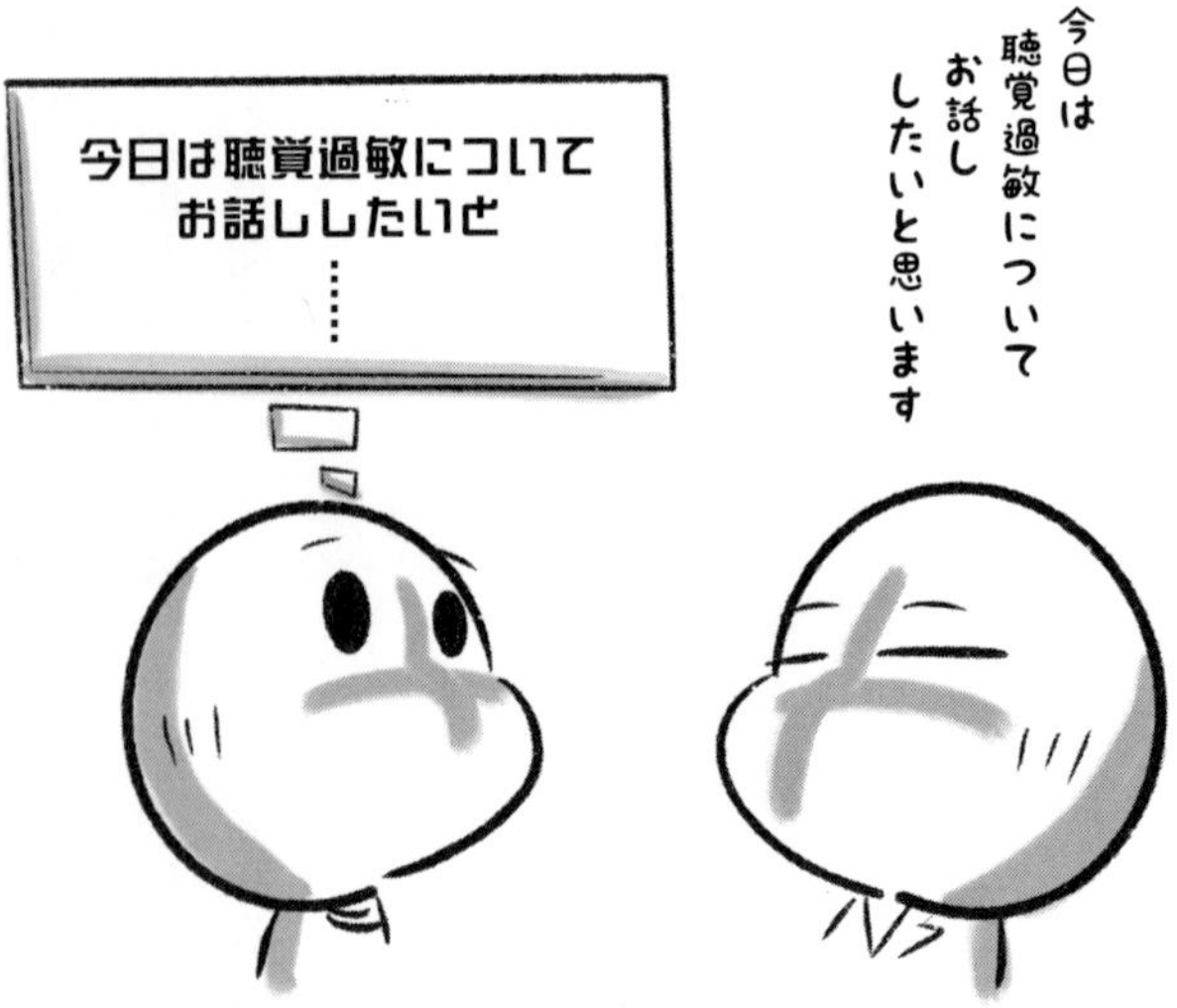
今日は聴覚過敏についてお話ししたいと思います
今日は聴覚過敏について
お話ししたいせ
……

人の話をきちんと聞いています

皆さんは人と話をするとき、相手の言葉をどの程度正確に聞いていますか？

「相手の言葉を一言一句、聞き漏らさないよう正確に聞いていますか？」と問われると、相手の言葉を正確に聞いている人は少ないのではないでしょうか？

試しに友人と話している途中「今、私が何と言ったか復唱してみて」と突然質問をしてみたことがありますが、残念なことに短い文章でも正確に復唱できる人はおらず、多くの人が「大体こんな内容の話をしていた」とザックリとした概要しか答えられませんでした。

人は、周囲の音がうるさく相手の声が聞き取りにくいときや、英語のリスニングテストなど、特殊な環境下では「言葉を聞くこと」に集中し一言一句を聞き取ろうとしますが、多くの場合「聞くこと」は無意識下でおこなっており、人の話をザックリとしか聞いていないのです。

「相手の話をきちんと聞いていない」と言うと失礼な話にも聞こえますが、実はコミュニケーションにおいて重要な理由もあります。

誰しも自分の考えや思いを言葉だけで伝えることは難しく、なかなか良い表現が見つからずに言葉に詰まったり、思いが伝わらず悔しい思いをしたりしたことがあると思います。

このように、話す側が真意を言葉で伝えることが難しいのであれば、もう一方の聞く側が「相手は何を伝えたいのだろう?」「なぜこのような表現をしたのだろう?」と考え、相手の真意を理解しようと努力することでコミュニケーションを成立させる必要があります。

実は、人は「相手の話をきちんと聞いていない」代わりに「相手の気持ちを考えている」のです。

コミュニケーションの目的はお互いが理解し合うことなので、「正確に話す、正確に聞く」ことよりも、双方が最適な表現を探して言葉にしながら、相手の気持ちを考え真意を汲《く》み取ることで「お互いが理解し合うこと」の方が重要なのです。

この「相手の話をきちんと聞いていない」代わりに「相手の気持ちを考えている」

ことは、コミュニケーションにおいてとても重要な行動だと私は考えています。

なぜなら、人は嘘をつき、社交辞令やお世辞、冗談なども織り交ぜた発言をするからです。

例えば、悲しそうに泣いている友人を見かけ声をかけたとき、「大丈夫、気にしないで」と言われたとしても、私たちは「本当に大丈夫だろうか?」「本当は助けを求めているのではないだろうか?」と相手の気持ちを考え、言葉の裏まで読み取ろうとします。

同様に、社交辞令やお世辞、冗談なども、「これはお世辞だろうか? 本音だろうか?」「これはボケなのだろうか? 本気なのだろうか?」「相手は何を伝えたいのだろうか? 何か期待をしているのだろうか?」と相手の気持ちを考え、心の奥を探ろうとします。

ただでさえ、考えや思いを言葉で伝えることが難しいことに加え、**人は真意とは異なる発言もする**ため、コミュニケーションでは相手の気持ちをしっかりと考えることで真意を汲み取る必要があるのです。

このとき、もし考えが及ばず相手の真意を汲み取れないと、相手の気持ちに応えられず、「人の気持ちが分からない人」「空気が読めない人」と言われることになってしまいます。

ＡＳＤの人は字義通り（言葉通り）に受け取る、冗談が通じにくいといわれていますが、こうした独特の話の聞き方が影響しているのかもしれません。


前節の「音を字幕にして聞いています」で紹介したとおり、ＡＳの人は人の話を聞くときに頭の中で音を文字に起こして字幕にしたり逐語録を作ったりしている人が多く、相手の話を正確に聞くことに努めています。

この結果、ＡＳの人は**「相手の話をきちんと聞いている」代わりに「相手の気持ちを考える余裕がなくなる」**のではないかと私は考えています。


おそらく、「話をきちんと聞く」と「気持ちをしっかりと考える」を両方することは難しく、頭の中で処理が追いつかないため、**多くの人は「相手の話をきちんと聞く」ことを犠牲にして「相手の気持ちを考えている」**のだと思います。

同様に、ＡＳの人も「話をきちんと聞く」と「気持ちをしっかりと考える」を両立することが難しく、ＡＳの人は「相手の話をきちんと聞いている」代わりに「相手の気持ちを考える余裕がなくなる」ため、会話のペースについていくことが難しくなるのだと思います。

特に、集団での会話になると「話を聞く」対象が増えるため、思考が追いつかず会話のペースについていくことがさらに難しくなります。

この結果、集団での雑談など雑多な会話を苦手とするＡＳの人が多いと私は考えています。

では、どうしたらＡＳの人が相手の気持ちを考える余裕を持つことができるのでしょうか？

ＡＳの人に対して「人の話をきちんと聞くことをやめてください」と言うのもおかしな話ですし、ＡＳの人の独特の「話の聞き方」には、そうする事情があってのことですから、それを変えることは至難の業です。ですから、お互いが双方の事情を知り、気にかけることで誤解やトラブルを減らしていくのがよいと私は考えます。

☆ASの方へ

まずASの人には、ASでない多くの人が**「相手の話をきちんと聞いていない」**代わりに**「相手の気持ちを考えている」**ため、会話のペースが速く、**嘘やお世辞、冗談を多用する**ことを知ってほしいと思います。

加えて、誰しもが「相手の気持ちを考えている」ことを前提に話をしているため、「相手に察してほしい」という思いを込めて、遠回しな表現やキツイ言葉を使うこともありますが、これは辞書的な言葉の持つ意味そのものではなく、**その言葉の背景にある気持ちを察して理解してほしい**という意図があります。

ですから、ASの人はあまり言葉そのものの意味に惑わされず、「この言葉を発した真意は何だろう？　何を伝えたいのだろう？」と相手の気持ちを考えてみてください。

もしどうしても相手の気持ちが分からないときには、会話が終わった後に、誰かに聞いてみるのもよいかもしれません。

★周囲の方へ

次に、多くの人には、ASの人が「相手の話をきちんと聞いている」代わりに「相手の気持ちを考える余裕がない」ことを知ってほしいと思います。

ASの人は、あまり速いペースで話されると、相手の気持ちを考える余裕がなくなり、会話についていけないことがあります。

加えて、嘘やお世辞、冗談を考える余裕もあまりないため、これらを多用されるとあなたの気持ちを誤解してしまうこともあります。

特に、察することを期待した遠回しな表現やキツイ言葉は、言葉そのものの意味に惑わされ、ひどく傷つくこともあるため、あまり多用しないでいただけると助かります。

双方がお互いを理解し、誤解のないコミュニケーションが取れることを願っています。

ポイント

・多くの人は「相手の話をきちんと聞いていない」代わりに「相手の気持ちを考えている」。

・ＡＳの人は「相手の話をきちんと聞いている」代わりに「相手の気持ちを考える余裕がなくなる」。

話もきちんと考えています

これまで、ASの人がきちんと話を聞いていることを紹介しました。

こうなるとなんとなく想像がつくかもしれませんが、ASの人は頭の中で話す内容をきちんと考えてから、喋《しゃべ》っています。

ASでない多くの人は、頭の中で話す内容が決まる前に話を始め、話しながら内容を考えています。

このため、話の途中で「えーと……」や「あれだよ、あれ……」のように言葉に詰まったり、時には「あれ……？　何を言いたかったのだっけ？」と話の内容を忘れてしまうことすらあります。

多くの人は頭の中で話す文章を考える前に「とりあえず話し始める」ことが多く、「話をしながら考えをまとめ、文章を作っている」のです。

この結果、言葉に詰まったり、言い間違いをすることが多くありますが、「とりあえず話し始める」ことで会話に間を空けずテンポ良く話を続け、リアクションを取ることもできます。

一方、ASの人は、アスピーラボのメンバーによると「考えをまとめ、文章を作り上げてから話をする」と言います。

また、話す内容を頭の中で文字に起こし、文章が完成してから頭の中の文字を読み上げている人もいるそうです。

ASの人は、話し始める前に文章が完成しているので、話し始めると言葉に詰まることが少なく、一気に話す印象を受けます。

ASの人は「考えをまとめ、文章を作り上げてから話をする」ことで、言葉に詰まったり、言い間違うことを減らし、**正確に話すことに努めている**のです。

その反面、頭の中で文章を作り上げるのに時間がかかるため、会話のテンポが遅く、レスポンスも悪くなり、リアクションが薄い印象を受けることもあります。

特に集団で会話をするとき、ASの人は「きちんと話すこと」に加え「きちんと聞くこと」にも頭を使っているため、会話についていくのが難しく、会話のテンポが遅くなりがちです。

言葉に詰まったり、言い間違えることは少ないに越したことはなく、ASの人のように正確に話すことに努めるのは良いことです。

しかし、残念な裏の事情もあります。

前節で紹介したとおり、ASでない多くの人は相手の話をきちんと聞いていないため、たとえ少々の言い間違いをしても大して気にすることはなく、「たぶん、こんなことが言いたいのだろう」と勝手に解釈をしてしまいます。

このため、正確に話すことにあまり意味はなく、逆に正確に話すことに努めるあまり、会話のテンポが遅くリアクションが薄くなる方が、「この間は何だろう？」「話に興味がないのだろうか？」と余計な誤解を与える要因になりかねません。

また、頭の中で完成した文章を読み上げると、まるでアナウンサーが原稿を読み上げるように簡潔にまとめられた内容を淡々と話すことになるため、相手に情熱が伝わらず冷めた印象を与えることもあります。

この結果、ＡＳの人は「マイペースでコミュニケーションが独特だ」「感情を表に出さない」と言われるのではないかと私は考えています。

これまでに紹介してきたとおり、ＡＳの人が独特の価値観を持っていると私は考えていますが、前節で紹介した聞き方に加え、話し方などコミュニケーションの方法の差もＡＳの人の個性を強め、ＡＳの人は強い独自性を持っているという印象を周囲が受けているのではないでしょうか。

さて、話し方の違いについて考えてみましたが、ＡＳの人の話し方が悪いということはなく、むしろ正確に話すことに努めるのは良いことです。

問題は、正確に話すことに努めることで、逆に、周囲からあらぬ誤解を受けやすくなるということです。

話し方についても聞き方と同様に、双方がお互いの事情を知り、気にかけることで、誤解やトラブルを減らしていくのがよいと私は考えています。

☆ASの方へ

ASの人は、多くの人が正確に話すことより、会話をスムーズに進めることを大切にしていることを知ってください。

会話をしているとき、相手のリアクションが薄かったり、会話に間が空き「シーン」とした空気が流れると誰しも不安になります。

このような不安になる空気を避けるため、多くの人は正確に話すことより会話をスムーズに進めることを大切にし、相手の話に相槌《あいづち》などのリアクションを取り、頭の中で文章がまとまる前にとりあえず話し始めます。

このため、言い間違いが多く、言葉に詰まることもありますが、そこは聞く側が「たぶん、このようなことが言いたいのだろう」と真意を汲むことで補っています。

ASの人からすると会話のテンポが速く大変だと思いますが、話す文章を考えるためにリアクションが薄くなり、会話に間が空くことで相手を不安にさせることは避けた方がよいでしょう。

もし話を考えるのに時間が欲しい場合は、「少し考える時間をください」とリアクションを取り、相手を不安にさせないようにしてみてください。

★周囲の方へ

多くの人は、ASの人がしっかりと考え、正確に話すことに努めていることを知ってください。

ASの人は考えることに気を取られ、リアクションが薄く、会話に間が空くことで変な空気が流れることもあるかもしれませんが、しっかりと考えているだけで会話に消極的なわけではありません。

考え込んでいるASの人を見て、「もっとテンポ良く会話をしてくれないだろうか」「そんな真面目な解答を求めてはいないのだけど」と思うこともあるかもしれませんが、深刻に考えているわけではなく、「正確に伝えるにはどのような表現をしようか」と相手のことを思い、考えているのです。

もどかしい気持ちになるかもしれませんが、少しASの人の会話のペースに合わせていただけると助かります。

聞き方と同様に、話し方においても双方がお互いを理解し、誤解のないコミュニケーションが取れることを願っています。

ポイント

ASの人は、頭の中で文章を作り上げて正確に話すことに努めている。

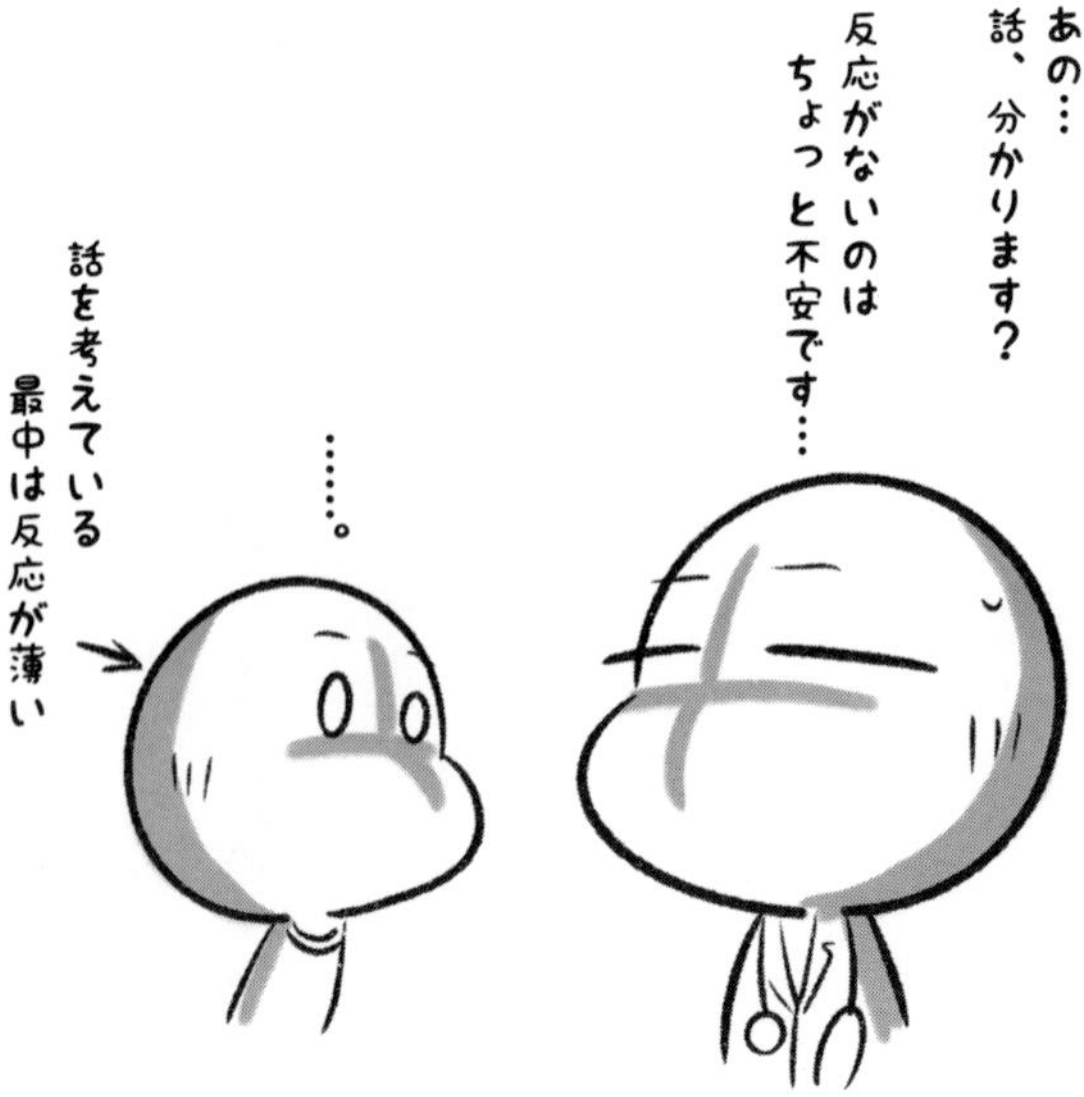
あの…
話、分かります？
反応がないのは
ちょっと不安です…
……。
話を考えている
最中は反応が薄い

空気は言葉に書かれていない

ここまで、ASの人の聞き方・話し方など、コミュニケーションの方法について紹介してきました。

ASの人は、コミュニケーションの方法自体に違いがあり、特に「言葉や文章を正確に理解しようとする傾向が強い」と私は考えています。

例えば、アスピーラボのあるメンバーが美容室で髪を切ったときの話です。友人から「髪を切ったの？　今回の髪型、似合ってるよ」と言われました。すると「今回の髪型が似合っている」のか「前回の髪型が似合っていなかった」のか、相手の言葉の真意はどちらだろう……と考え込んでしまったそうです。

ASの人は「相手の話をきちんと聞くこと」に努め、言葉を正確に理解しようとしているので、言葉の意味をとても大切にします。

このため、「相手の気持ちを考える」ときには、言葉そのものの意味から相手の真意を考えようとします。この場合は、「今回の髪型、似合ってる」と言われたから「今回は似合っている」という意味か、「今回ではないとき、つまり前回は似合っていなかった」という意味か、というわけです。

さて、この例の場合「今回の髪型が似合っている」のか「前回の髪型が似合っていなかった」のか、どちらの意味が正しかったのでしょう……私としては、「今回の髪型、似合ってるよ」という言葉の意味自体を考えることに違和感があります。

これまでお話ししてきたとおり、多くの人は、「相手の話をきちんと聞いていない」代わりに「相手の気持ちを考えています」。

もし私が友人から「髪を切ったの？　今回の髪型、似合ってるよ」言われたら、自分の些細な変化に気づいてくれた友人に対し、「これは、好意を含む**社交辞令**であり、挨拶だ」と考え、「ありがとう」と返答すると思います。

他にも、もしこの友人が美容関係者で、最新の髪型に強い興味があることを知っていれば、「挨拶に加え、髪型の話がしたいのかな」と相手の気持ちを考え、「ありがとう」の後に美容院での出来事などを話すと思います。
このように、多くの人は「髪を切ったの？　今回の髪型、似合ってるよ」という言葉そのものの意味を考えず、その場の状況や相手との関係性から相手の気持ちを考えています。**多くの人は言葉にある「髪型が似合っているか否か」については考えないのです。**

これが、「相手の話をきちんと聞いていない」……すなわち「言葉そのものの意味をきちんと考えていない」代わりに、**状況や相手との関係性から「相手の気持ちを考えている」状態**であり、一般に「**空気を読む**」といわれる行動です。

当然、多くの人たちも「相手の話を全く聞いていない」わけではありません。深刻な面持ちで「相談があるのだけど……」と言われれば、いつも以上に相手の言葉に耳を傾け、慎重に話を聞きます。
しかし、このような時こそ「なぜ私に相談をするのだろうか？」「私にどんな言葉や助けを求めているのだろうか？」と、いつも以上に状況や相手との関係性から「相手の気持ちを考える」ことに頭を使います。

他にも、言葉のやりとりが重要な交渉や裁判の場においても、相手の本音を探ったり、共感や心情に訴えかけたりするために、「相手の気持ちを考える」ことが不可欠です。

重要な話ほど話を聞くこと以外に頭を使っている……と言われると、違和感を持つかもしれませんが、多くの人にとってコミュニケーションは、「言葉そのものの意味を考える」ことより「相手の気持ちを考える」ことの方が常に優先され、重要な話ほど「相手の気持ちを考える」ことに頭を使っているのです。

一方、ASの人も、**決して人の気持ちが分からない人ではありません**。

ただ……ASの人は相手の話をきちんと聞き、きちんと考えてから話しています。

それゆえに、言葉に意識を取られ、言葉そのものの意味を考え込み、言葉に惑わされてしまうのではないかと私は考えています。

このため、ASの人は相手の気持ちより**言葉の意味を優先し、相手の気持ちを読み違える**ことがあり、「空気が読めない」「コミュニケーションが苦手だ」と言われてしまうのかもしれません。

☆ASの方へ

ASの人のように相手の話をきちんと聞いている人は、言葉そのものの意味に惑わされないことが難しいかもしれません。

そもそも、相手の話をきちんと聞き、きちんと考えてから話すことは良いことですから、それを止める必要もありません。

しかし、相手の気持ちをスルーしたり取り違えたりすることで誤解されがちですから、「自分は言葉そのものの意味に囚われがち」だと思う人は、「相手の気持ちを考える」ことを意識してみるとよいと思います。

「相手の気持ちを考える」とは、相手が今何を考えているのか「相手の頭の中を想像する」ことです。

稀《まれ》に「相手の気持ちを考える」ことを「自分も一緒に怒ったり悲しんだりする」ことだと勘違いしている人もいますが、実は必ずしも相手と同じ気持ちになる必要はなく、「この人は今何を考えているのだろう……」と「相手の頭の中を想像する」だけで十分に「相手の気持ちを考える」ことができるのです。

たとえ「この人は苦手だな」「この人と同じ気持ちになりたくないな」と感じる相手であっても、少し客観的に「この人は今何を考えているのだろう……」と「相手の頭の中を想像する」だけであれば、自分の感情を揺さぶられることなく「相手の気持ちを考える」ことができるので試してみてください。


最後に、もう一つ。

実は、「**人は、完璧でないコミュニケーションの方が好感を持つ**」ことが知られています。

完璧によどみなく意見を強気に言うことは、人前でリーダーシップを発揮したり、何かを決断するときなど、その場限りのアピールには有効ですが、継続すると印象が悪く好感度が下がってしまうのではと私は思います。

むしろ、話すのが不得意なことを隠さず、言い間違いや言葉に詰まることがあっても穏やかに、「こんなのはどうでしょう?」と疑問形を交えてアドバイスを求めるようなコミュニケーションを取るほうが、多くの人は好感を覚えると思います。

私から見ると、ＡＳの人の話し方は常に親切・丁寧で、とても気を使っていると感じます。

加えて、日頃から正確に聞く・話すことも十分にできていますから、必要以上に聞き間違いや言い間違いを心配することはないのかもしれません。

✩ＡＳの方へ

多くの人は頻繁に言い間違うもので、聞く側もそれをあまり気にしません。また、たとえ少しくらい聞き間違いや言い間違いをしても、勝手にこちらの気持ちを考えてくれるので大丈夫です。

会話が完璧でなくても、コミュニケーション自体がすぐに破綻《はたん》するわけではなく、むしろ完璧でない方が人は好感を覚えるものだと考えると、少しは安心感があるのではないでしょうか？

人と話すときは少し肩の力を抜き、話すことが不得意なのであればそのことを隠さず、穏やかにコミュニケーションを楽しんでほしいと思います。

誰もが楽しくコミュニケーションが取れるようになることを願っています。

ポイント

・ASの人は、言葉そのものの意味に惑わされ、相手の気持ちを読み違えることがある。

・「言葉そのものの意味を考える」ことより「相手の気持ちを考える」ことの方が大切。

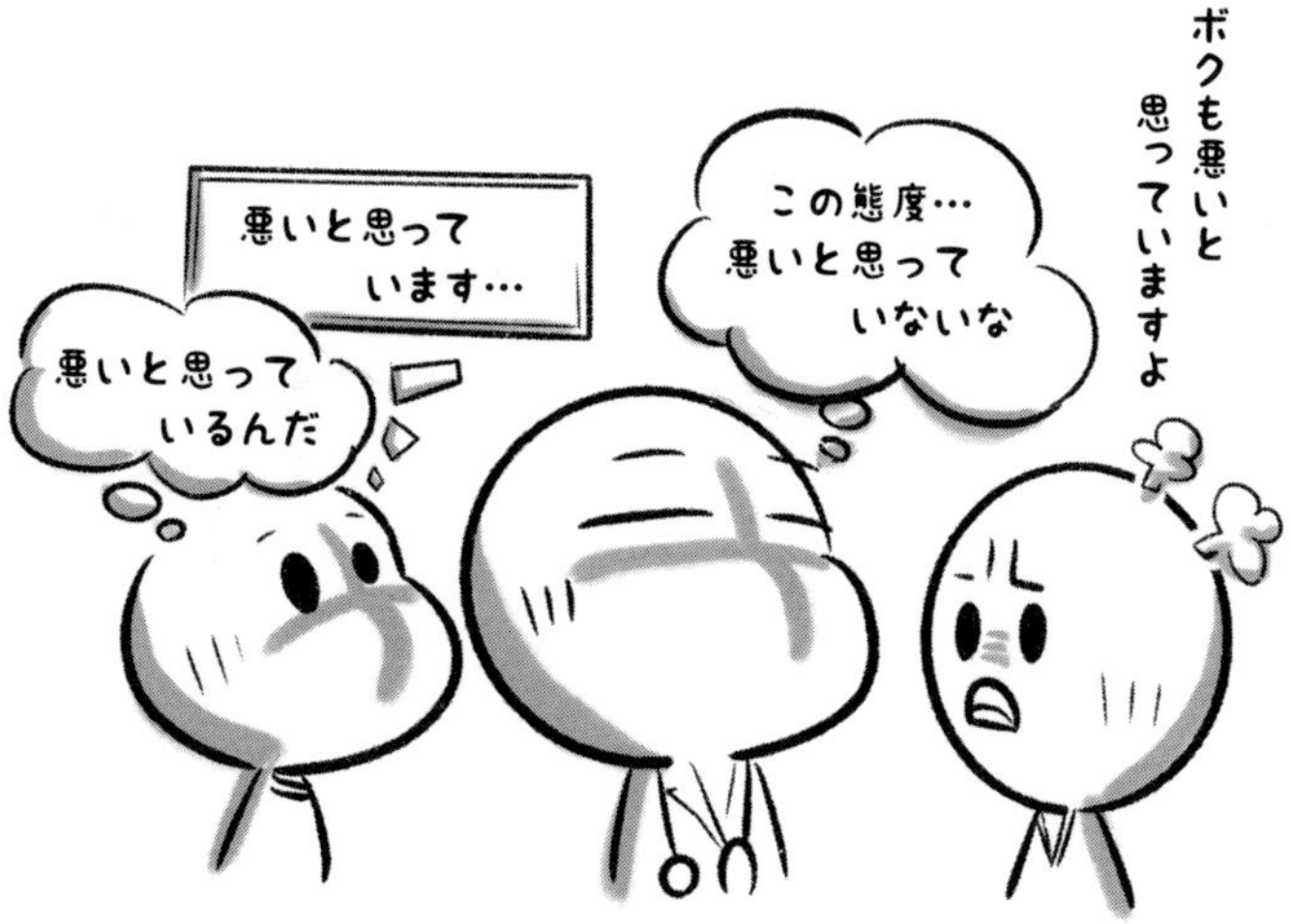
ボクも悪いと
思っていますよ
この態度…
悪いと思って
いないな
悪いと思って
います…
悪いと思って
いるんだ

「周囲に音がある間は、頭の中で編集している」

「話すのが嫌いではなくて……、ただ、遅いんですよね」

「コミュニケーションの意味合いの違いに驚き！」

第8章

ＡＳの人の困りごと

急な「挨拶」＋「雑談」は、
連続パンチです！

コミュニケーションが苦手です

ＡＳＤのイメージの一つに「人嫌い（他人と関わりたくない）」があります。

しかし、誤解しないでください。

人と関わることが好きなＡＳの人もいますし、少なくとも「全ての人が嫌い」なわけではありません。

ただし、ＡＳの人は周囲に気を使い過ぎてしまう人が多く、「**人と程よい距離感を築きたい**」と考えています。


コミュニケーションを取ることは、誰にとっても大変なことです。

世の中にはいろいろな人がいて、いろいろな考え方がありますから、他人と関わることで迷惑をかけてしまったり、傷つけられたりすることも頻繁にあります。

そのため、ＡＳの人に限らず誰もが「人と程よい距離感を築きたい」と考えていると思います。

子どもの頃は「知人＝友達」で誰とでも仲良くしていたけれども大人になると、誰とでも仲良くはなりません。「この人とは気が合いそうだな」と思う人とだけ友達になり、その他の人とは挨拶や当たり障りのない世間話をする程度の、名前を知っているだけの知人になります。これは「人と程よい距離感を築きたい」と考えて、人を選んで付き合っているためです。

世間話や愛想笑い、お世辞などは、一見するとコミュニケーションを通してお互いの距離を詰めようとしているように見えますが、本当は当たり障りのない会話で「自分はこのような考え方や性格をしています。仲良くできそうですか？」と探りを入れながら、程よい距離感を測っているのです。

また、よく知らない人といるとき、無言になると気まずいため適当な雑談をするのも、程よい距離感を築くための行為です。

このように、多くの人は積極的にコミュニケーションを取ることでお互いを理解し、程よい距離感を築こうとするのです。

一方で、コミュニケーションが苦手な人の中には、雑談や世間話をせずコミュニケーションを避けることで人と距離を取ろうとする人がいます。

しかし、コミュニケーションを避けて距離を取られると、お互いを理解することができず、距離感を測ることもできないため、相手は「付き合い方が分からず、付き合うのが難しい人だ」と感じてしまいます。

加えてコミュニケーションを取らずに距離を取る行為は、「私はあなたに関わらないで迷惑をかけないので、あなたも私に関わらないで迷惑をかけないでください」と態度で示しているのと同じで、印象も良くありません。

つまり、お互いを理解し、程よい距離感を築くには、積極的にコミュニケーションを取る必要があり、コミュニケーションを避けると「付き合うのが難しく、感じの悪い人」という印象を与えるため、注意が必要です。

コミュニケーションの得意・不得意はＡＳの人に限った話ではなく誰もが悩むことですが、ＡＳの人の場合、雑談を苦手とする人が多いため、人と程よい距離感を築くのが苦手な人も多いようです。

以前、アスピーラボで、「雑談の必要性が分からない。人はなぜ親しくもない人と雑談や世間話など余計なことを話そうとするのか？」と質問をされたことがありますが、答えは「相手があなたを理解し、程よい距離感を築きたいから」です。

お互いが無言でも気まずくならないほど親しい仲であれば、わざわざ気を使って当たり障りのない世間話をしませんし、プライベートな話題や秘密の話など余計なことも、すでに知っていることは今さら話題にする必要がありません。

多くの人が、雑談や世間話など余計なことを話すのは、自分の人となりや近況を共有することで自分を理解してもらい、**相手に距離感を測ってもらう**ためでもあるのです。

では、コミュニケーションが苦手な人はどのように周囲から理解してもらえばよいのでしょうか？

答えは単純で、まず「自分はコミュニケーションが苦手なことを周囲に理解してもらう」ことです。

☆ASの方へ

もし喋《しゃべ》ることが苦手なら、「口下手で説明が苦手なんです」とか「なんと言えばよいか、うまくまとまりません」と伝えてみましょう。

もし喋り過ぎてしまうなら、「ごめんなさい、喋り過ぎました」とか「テンションが上がると喋り過ぎるので、喋り過ぎだと思ったら止めてください」と伝えてみましょう。

もし話についていけないなら、「ちょっと話についていけませんでした」とか「私には難しくて理解できませんでした」と伝えてみましょう。

コミュニケーションが苦手なことをきちんと周囲に説明することで、周囲も「口数が少ないのは機嫌が悪いからではないのだ」と分かり、安心して程よい距離感を築いてくれると思います。

コミュニケーションを避けるのではなく、積極的なコミュニケーションを取ることで、周囲と居心地の良い距離感を築いてください。

ポイント

・コミュニケーションを取ることで、周囲と程よい距離感を築くことができる。
・コミュニケーションが苦手な人は、まず「コミュニケーションが苦手なこと」から伝えてみよう。

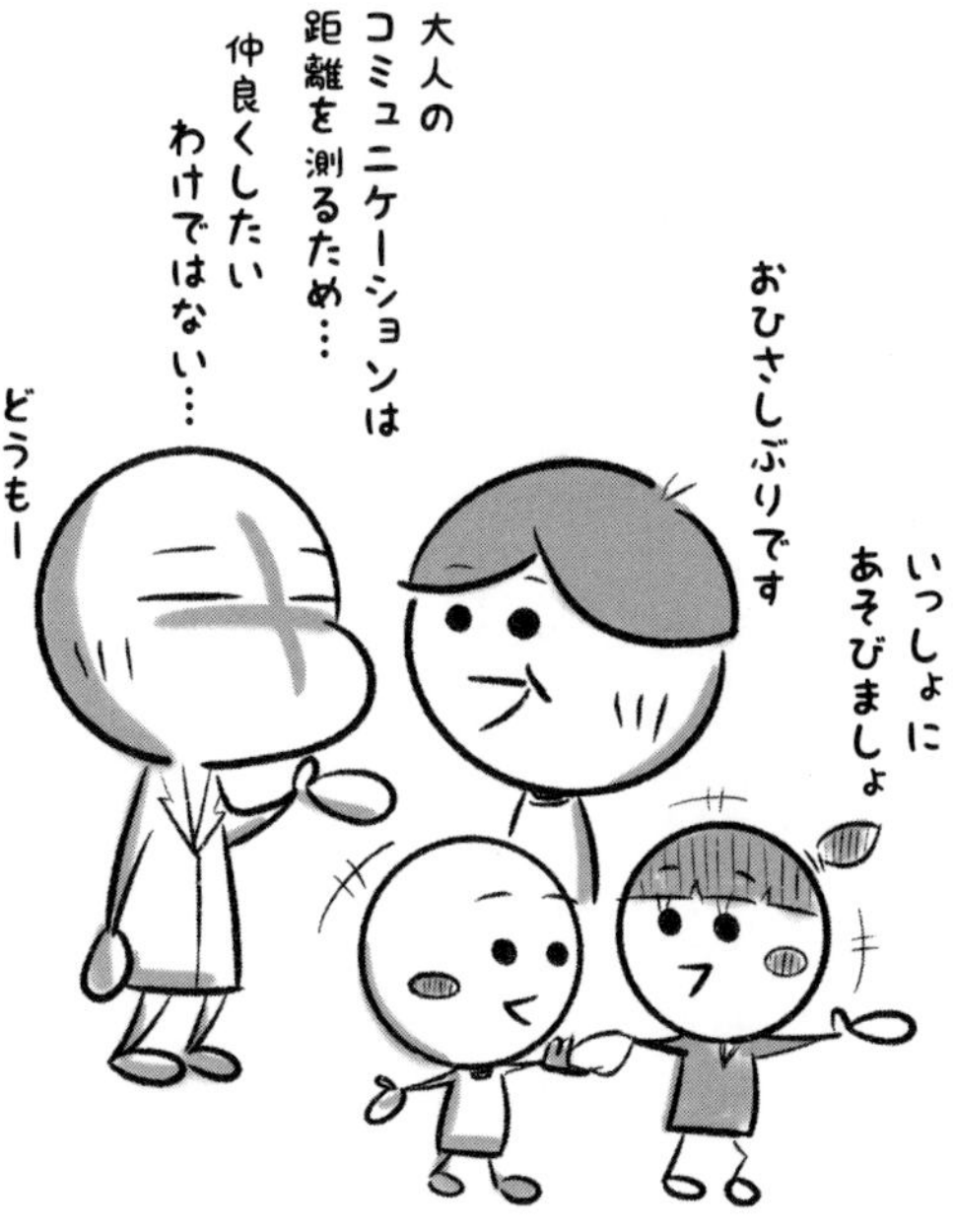
いっしょにあそびましょ
おひさしぶりです
大人のコミュニケーションは距離を測るため…
仲良くしたいわけではない…
どうもー

「挨拶は不意打ち！」

突然ですが、皆さんは朝の挨拶をどのようにしていますか？

朝起きて、テレビを見たり身支度をしたりしている家族に「おはよー」。

学校や会社に着いて、誰かと話している人やパソコンに向かっている人に「おはようございます」。

「おはよう」にもいろいろあると思いますが、しっかりと相手の目を見て「おはようございます」と丁寧に頭を下げて挨拶することは、あまりしないと思います。

挨拶は大切なコミュニケーションではありますが、案外、**適当に、あまり考えず、無意識に**しているところがあります。


しかしＡＳの人は、適当に挨拶をすることが苦手です。

理由は第５章の「集中力の話」に書いたとおり、「シングルの集中力」を得意とするＡＳの人は何かを適当にすることが苦手なのです。

例えば朝、「今日は会議があるから10時には会議室で準備を始めて……」などと一日の計画を考えているときに誰かから「おはようございます！」と爽やかに挨拶をされたとしましょう。

多くの人は考えごとを続けながら「あ……うん、おはよう」と何気なく気軽に返事ができると思います。

一方、ＡＳの人は、一つのことに強く集中する「シングルの集中力」を使っているため「返事ができない」か「返事をするために今まで考えていたことを全て中断し、丁寧に挨拶をする」ことになります。

一つのことに集中しなければならないＡＳの人にとって、**挨拶は「集中して行う」ことであり、何かをしながら適当にできることではない**のです。

個人差があることなので、全てのＡＳの人に当てはまるわけではありませんが、アスピーラボでは「挨拶は大切なことだと分かっているけど不意打ちでしかない。タイミングが合わないととても困ります」と話す人もいました。

また、挨拶の後に「今日はいい天気ですね」といった雑談が続くと、ＡＳの人にとっては不意打ちを喰らった後に連続パンチを浴びせられるような状態で、必死に返事を考えなくてはならず、挨拶が終わる頃には疲れ切ってしまうこともあるそうです。

要するにASの人は、挨拶を含め、コミュニケーションを取ること自体が一苦労なのです。

ASでない多くの人にとって「コミュニケーションが苦手（コミュニケーションに苦労する）」は、話しても相手から理解してもらえないとか、相手の気持ちが分からないとか、「挨拶や些細な会話をした上で相手を理解することに苦労する」という意味です。

一方でASの人にとっての「**コミュニケーションが苦手**」は、そもそも「**挨拶や些細な会話すら一苦労**」という意味です。

前節で「人と程よい距離を取るためにコミュニケーションを取る」ということについて説明しましたが、ASの人にとっては、程よい距離感を築くためのコミュニケーションすら一苦労であり、周囲と良好な関係を築くことはとても大変なことなのです。

この節は、「ASの人は挨拶や些細な会話の時点で一苦労している」ことを周囲に理解してもらい、互いに程よい距離感を築くきっかけになることを期待して書いているのですが……残念ながら、「挨拶を含めた些細な会話すら一苦労」であることを周囲に理解してもらうことは難しいと思います。

特に、「挨拶が一苦労」であることを誰にでも伝えることは、おすすめしません。

学校や会社でASの人を理解してくれる土壌が十分にあれば、「挨拶にも苦労していること」「挨拶がなくても気分を害さないでほしいこと」を伝えることで、理解をしてくれる人もいるかもしれませんが、多くの人はコミュニケーションの基礎である挨拶ができないと、その人に対し「距離感が分からず居心地が悪い」と感じてしまうからです。

私も「挨拶がないことでお互いに気分を害するようなことがない」と分かっていれば挨拶をしませんが、正直なところ若干の違和感を感じます。

☆ASの方へ

ASの皆さんにとっては一苦労かもしれませんが、初対面の人や互いによく知らない人に挨拶をしないのは印象が悪いので、ひとまず頑張って挨拶をしてください。その後、「自分にとってはコミュニケーションが一苦労であること」を伝え、相手の反応を見ながら距離感を測るとよいと思います。

「多くの人は、挨拶や会話などコミュニケーションを取ることでASの人とも程よい距離感を築きたいと考えている」ことを理解してほしいと思います。

どうしてもコミュニケーションで苦労が絶えず、苦しい場合には、医療者か支援者に相談して自分に合った対策を検討してみてください。

★周囲の方へ

私は、多くの人に「ASの人が挨拶や些細な会話にすら一苦労している」ことを理解してほしいと思います。

実際にＡＳＤの特性をよく理解し、「ＡＳの人には挨拶を強要しない」といった取り組みを始めている会社もあります。相手をきちんと知れば相互理解が可能なことだと私は考えています。

相互の理解が進み、さまざまな形のコミュニケーションで心地の良い距離感が築けるようになることを願っています。

ポイント

ＡＳの人にとって「コミュニケーションが苦手」は、「挨拶や些細な会話すら一苦労」という意味。

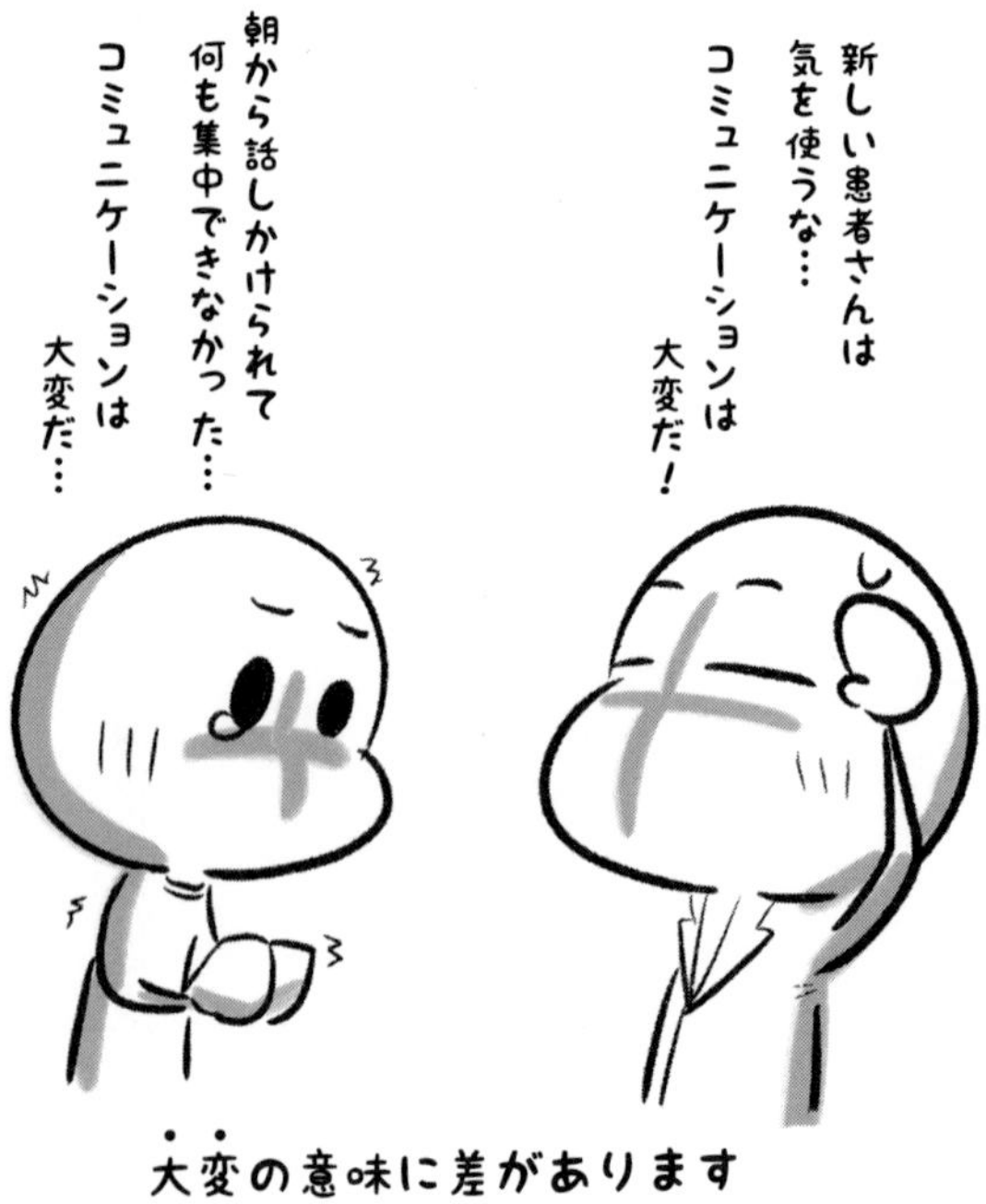
新しい患者さんは気を使うな…
コミュニケーションは大変だ！
朝から話しかけられて何も集中できなかった…
コミュニケーションは大変だ…

大変の意味に差があります

ＡＳの人は合理主義者ではない

ＡＳの人は合理主義であるといわれています。アスピーラボでは、「物事を判断するときは、ルールに従い感情を挟まず合理的に判断する」と言っていました。

ただ、アスピーラボで話を聞いていると、ＡＳの人は合理主義者ではない印象を受けることがあります。

そもそも合理主義者とは、どういう人なのでしょうか？

合理主義者とは、「物事を理性的に割り切り、無駄がなく効率的な人」のことです。

この定義で重要になるのが、「何を基準に無駄がなく効率的なのか」という点です。

例えば、あなたがお年寄りや子どもを含む家族と旅行をしているとき、みんな歩き疲れてしまったとします。

このとき……

① ゆっくりでも歩き続け、目的地に着いてから休憩をする。

② 少し休憩を取ってから目的地へ向かう。

どちらの方が合理的でしょうか？

これが一人旅であれば、「自分の都合」だけを考えて合理的な答えを決められます。

あなたがまだ歩けそうであれば①を選ぶのが合理的かもしれませんし、疲れ果ててもう歩けないのであれば②を選ぶのが合理的です。

しかし、社会において人は基本的に集団行動をしているため、「自分の都合」だけではなく「**集団の都合**」を考える必要があり、「集団にとって無駄がなく効率的な方法」を考える必要があります。

先の例であれば、体力のないお年寄りや子どもの都合に合わせ、家族全員が目的地へ辿《たど》り着ける方法を考えるのが合理的かもしれません。

少なくとも、「自分はまだ歩ける」と自分の都合だけを考えて①を選び、疲れ果てた人が目的地まで辿り着けなければ、それは合理的な答えであったとは言えません。

「合理的な答え」と言うと「答えが一つである」と思われがちですが、その時々の状況や立場によって都合が異なるため、「必ずしも答えが一つではない」のです。

社会において、**合理主義者とは「自分の都合を理性的に割り切り、複数ある合理的な答えから集団にとって無駄がなく効率的な方法を考えられる人」**なのです。


合理主義者は、自分の都合を顧みず多くの人が合理的だと考える答えを取りまとめることができるため、多くの人に頼られるリーダーになります。

一方で、自分の都合しか考えられない人は、集団にとっては非合理的な方法をとるため、周囲から「自分の都合しか考えない、わがままな人だ」と嫌われてしまいます。

合理的な判断をするときは、無駄がなく効率的な方法を考えることに加え、「自分の都合」と「集団の都合」を理性的に割り切り、集団にとって合理的な決断ができることが重要だと言えます。


では、ASの人の場合はどうでしょう?

ASの人は物事を詳細に観察しており、無駄がなく効率的な方法を考えることが得意だと思います。

また、周囲に気を使う人が多いため、自分の都合を理性的に割り切ることもできると思います。

しかし、内容が**こだわりやマイルールに関わるとき、ASの人は自分の都合を理性的に割り切ることが難しくなる**と考えられます。

第6章で「ASの人にとってこだわりは規律や戒律であり、こだわりから外れると負の感情に襲われるという処罰が下る」ことを紹介しました。

基本的にASの人は物事を合理的に考えていますが、ASDのこだわりやマイルールが関わる場合、しばしば集団にとって非合理的な選択をすることがあります。「負の感情に襲われることを覚悟してこだわりを理性的に手放す」という選択をするのが難しいからです。

ASの人にとっては、激しく後悔することのないようにこだわりを守ることが合理的かもしれませんが、周囲からすると非合理的であり、ASの人は常に社会的に合理主義者でいることが難しくなるのです。

こだわりを守るか、諦めるかは、ＡＳの人にとって大変な問題であり、日々ＡＳの人を悩ませています。

しかし、いくら負の感情に襲われるとしても、自分の都合だけで周囲に非合理的な方法を押し通すことは良くありません。

☆ＡＳの方へ

集団において合理的な答えを考えるときは、答えが「自分の都合」か「集団の都合」かを見極めるようにしてみてください。

自分の都合であれば、それを集団に押しつける人は、ただのわがままと思われてしまいます。

もし、集団の都合に反してこだわりを守りたいときには、「自分にどのようなこだわりがあり、どうして守りたいのか」を周囲に相談してみてください。

相談をすることで選択肢が広がり、ＡＳの人と集団の両方にとって良い答えが見つかるかもしれません。

ただし、相談をしても受け入れられない可能性も当然あります。誰しも各々の都合を抱えており、時には相手の都合に付き合い、助け合わなくてはなりません。

思いどおりにならないこともありますが、自分の抱える事情や思いを周囲に相談することで、譲り合える部分を見つけていってください。

ポイント

- ＡＳの人は、基本的に物事を合理的に考えている。
- こだわりに関わるとき、ＡＳの人は合理的でいることが難しくなる。

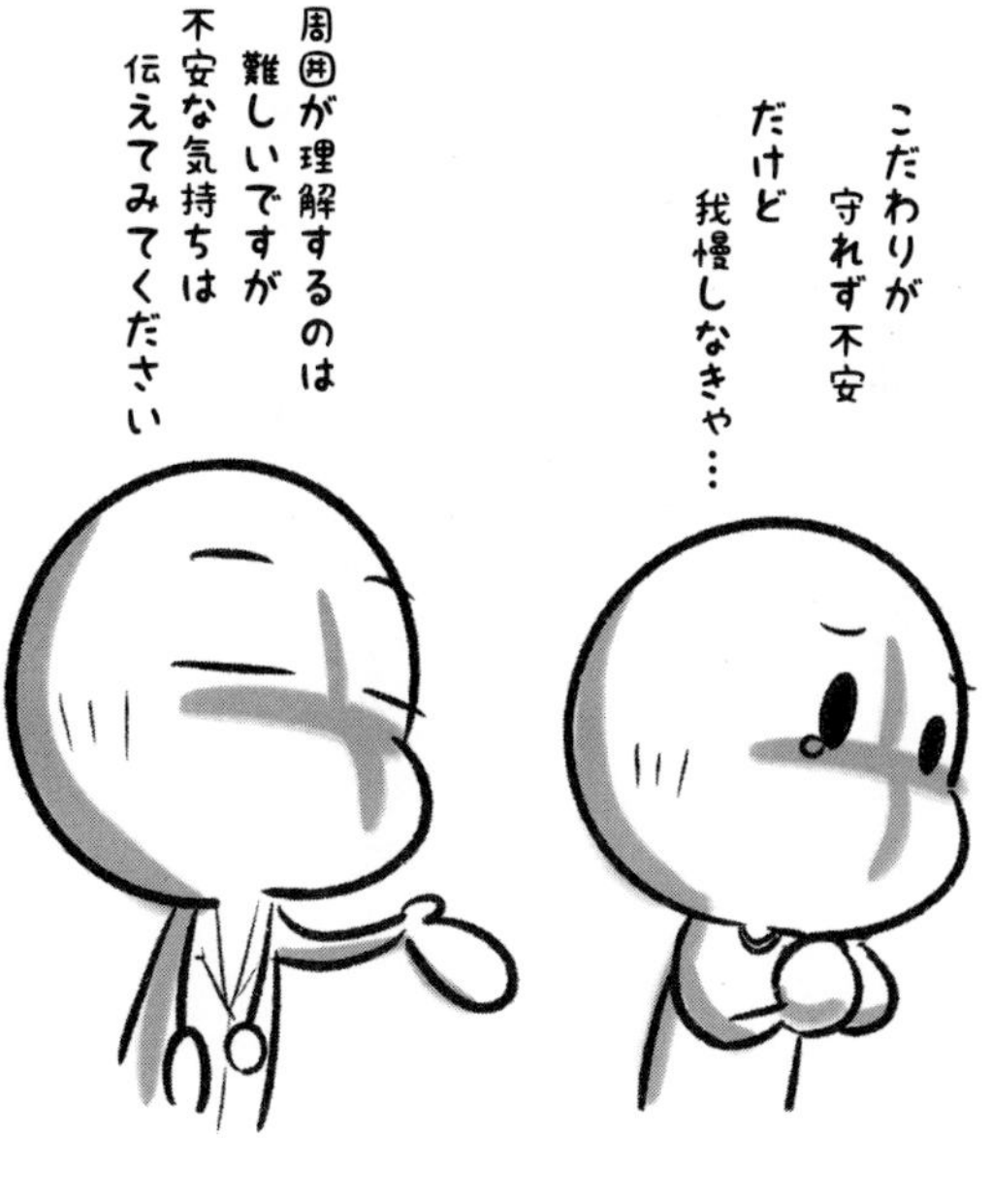

こだわりが
守れず不安
だけど
我慢しなきゃ…
周囲が理解するのは
難しいですが
不安な気持ちは
伝えてみてください

ＡＳの人も「自分らしく生きたい」

「自分らしく生きたい」とは、誰もが願っていることです。

ところで、皆さんにとって「自分らしく生きる」とは、どんな生き方でしょうか？

もちろん正解はなく、さまざまな答えがあるとは思いますが、私は「自分らしく生きる」を考えるとき、ある車椅子の方の言葉を思い出します。


この方は、不慮の事故で車椅子での生活を余儀なくされました。

車椅子での生活を始めた頃は、二度と歩けない現実を受け入れることができず、生活環境をバリアフリー化することなく健常者と同じ生活に順応することで、周囲に迷惑をかけないように努めていました。

しかし、バリアフリー化されていない環境での車椅子生活は困難の連続で、自分ができなくなったことの多さに、自信をなくしていく毎日でした。

ある日、ついに車椅子生活を受け入れ、自宅や職場をバリアフリーにすることに決めました。

はじめは、バリアフリーに慣れてしまうと活動の幅や将来の可能性が小さくなるのではないかと心配をしていましたが、実際は逆でした。バリアフリー化したことで自分一人でできることが増え、活動の幅が広がり、自信を取り戻したと言います。

周囲の人に対しても、車椅子に合わせて戸棚や照明のスイッチが低くなることで迷惑がかかると思っていましたが、実際はそうではありませんでした。ほとんどの人が気に留めず、むしろ「車椅子では届かないのではないか……」「何か手伝わないといけないのではないか……」と気を揉《も》む必要がなくなったそうです。

つまり、当初の予想に反して、「自分の置かれている現実を受け入れ、周囲に順応しない」ことで「自分に合った生き方」が見つかり、周囲も気兼ねなく一緒にいられるようになったのです。

このエピソードから私は、自分の置かれている**現実を受け入れること**、自分の考えや思いを偽ることなく**周囲に順応しないこと**で「自分に合った生き方」、つまり「自分らしく生きる」ことができるのだと考えています。

このことは、歩けないなどの大きな身体的特徴に限らず、容姿、性格、家柄、仕事、人間関係、学歴、収入など、自分を形作る全ての特徴に当てはまることだと思います。

きっと自分の全てに満足している人はおらず、「もっと容姿が良ければ」「もっと勉強ができれば」「もっと金持ちだったら」と何かしらの不満を抱えていると思います。

それらの不満をバネに、頑張ってなんとかする方法もありますが、それよりも自分の不満なところを認め、自分に合った方法でなんとかする方が、往々にしてうまくいくものです。

自分が下手なのを受け入れずに上級者の真似ばかりをしてくじけるより、下手なのを受け入れ初心者として自分に合った方法で練習をした方がうまくいく、と言えば分かりやすいかもしれません。

自分の置かれている現実を受け入れなくても生きてはいけますが、**現実を受け入れないと自分に合った生き方が選択できず、なかなか自分自身を活かすことができず苦**

しくなると私は思います。

「現実を受け入れると、自分の理想から離れてしまう」と感じるかもしれませんが、そもそも現実と理想が離れているわけで、受け入れたからといってさらに離れたり近づいたりすることもありません。

「現実を受け入れると、諦めたようで引け目を感じる」と思う人もいるかもしれませんが、あなたのことを大切に思いきちんと見ている人は、あなたの置かれている現実に気づき、あなたが無理をしていることを心配していると思います。

私は「自分らしく生きる」をこのように考えているのですが、**ＡＳの人は特に「自分らしく生きる」ことを苦手とする気質を持ち合わせている**と思います。

思慮深いＡＳの人は、自分の欠点を含めた現実を理解していますが、どうしても「失敗が嫌い」なところがあるため、自身のネガティブな一面を「なんとかしたい」という思いがあり、「現実を受け入れること」が苦手です。

また、生真面目なＡＳの人は周囲に迷惑をかけないように気をつけ、自分の感情や考えを隠し、周囲に順応しようとする人が多いようです。つまり「周囲に順応しないこと」が苦手です。

このため、ASの人は「自分らしく生きる」ことが苦手で、自己肯定感が低くなりやすいのではないかと思います。

「現実を受け入れること」「周囲に順応しないこと」が難しいのは、なにもASの人に限った話ではありません。

自分らしく幸せに生きているように見える人も、あなたが思っている以上に葛藤し、苦しみながら現実を受け入れ、周囲に何度も拒絶され、傷つきながらも、自分を型にはめることなく自分に合った生き方を選択し、努力を続けていることでしょう。

誤解しないでほしいのは「だから、もっと葛藤し傷つきながら自分らしく生きよう」という話ではありません。

自分らしく幸せに生きている人も、完璧になれたから周囲に受け入れられたのではありません。周囲に順応することに固執せず、未熟な自分を共に受け入れ理解してくれる人や居場所を見つけたから自分らしく生きられているのです。

☆ASの方へ

もしも自己肯定感が低く、自分らしく生きられないことに悩んでいるのであれば、必要なことは今の自分を共に受け入れ理解してくれる人や居場所を探すことです。

ASの人は、特に「自分らしく生きる」ことが苦手な気質を持ち合わせている人が多いので、**積極的に自分を甘やかし、自分の気持ちやしたいことを大切にすること**を意識してよいと私は考えています。

ASの人は生真面目ですから、積極的に自分を甘やかすぐらいで丁度良いバランスだと思います。

どうしても自分らしく生きることができず日常が息苦しいと思ったときは、自分が生きやすいと感じるコミュニティまで逃げ出して「あそこは嫌だ」と打ち明けてください。

もしあなたが、日常が息苦しいと思っているのであれば、それは自分らしくいられる場所と時間が少ないことが原因かもしれませんから、自分らしくいられる場所を求めて逃げ出してもよいのです。

これは単なる逃げや現実逃避ではありません。「苦しいという現実を受け入れ、順応せずに逃げ出すこと」も「自分らしく生きる」ことだからです。

ただ、逃げ出したからといって、全て縁を切る必要はありません。

自分らしく生きているように見える人は、自分らしくいられる場所と時間を多く持っているから自分らしく生きているように見えるだけで、そうでない場所では、じっと耐えているはずです。

ですから、まずは**自分らしくいられる場所と時間を見つける**ことから始めてみてください。


もしも、逃げ出す先が思いつかない人は、精神科、心療内科、カウンセラーなど、相談のプロの所に駆け込んでみてください。

私たちは、安全な場所や戦わなくてもよい考えを知っているプロですから、ぜひ頼ってみてください。

もし逃げ込んだコミュニティが気に入らなければ、何度も新しいコミュニティを探しに出てもよいので、難しく考えず、勢いで逃げ込んでもかまいません。

誰もが自分らしくいられる居場所を見つけ、自分らしく生きられることを願っています。

ポイント

・自分らしく生きるとは、自分の現状を受け入れ、周囲にも受け入れてもらうこと。
・自分らしく生きられないときには、自分を受け入れてくれるコミュニティへ逃げていい。

同じ悩みを
一緒に考えたい人が
たくさんいます

ぜひ仲間を
探してみてください

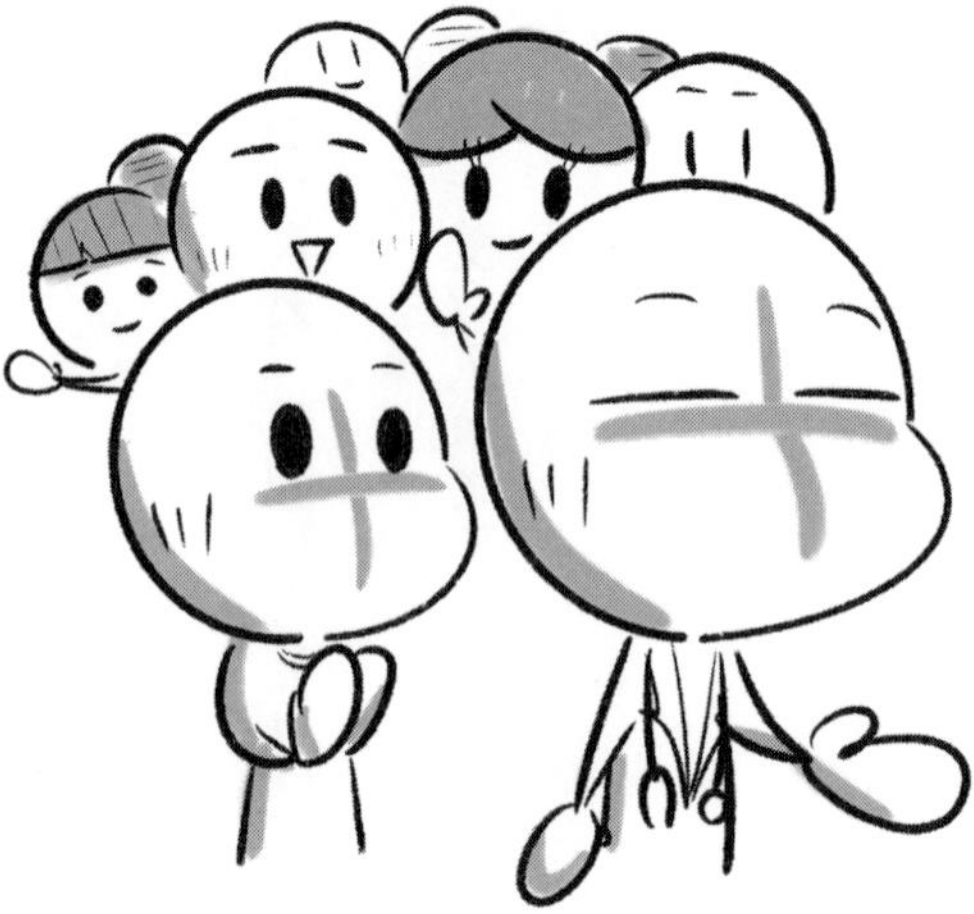

ＡＳＤという偏見

本書を通してたびたびお伝えしていることですが、「ＡＳＤといっても人それぞれ」です。

アスピーラボで話をしていても、「それ共感できる！」というエピソードもあれば、「それは分からない……」というエピソードもあり、ＡＳＤの特性が全てのＡＳの人に当てはまるわけではありません。

ですから、あなた自身や周囲の人がＡＳＤの診断を受けたとしても、ＡＳＤがその人の全てを表す言葉ではないということを覚えておいてください。

そして、私は「**当事者自身もＡＳＤに対する偏見を持っている**」と思います。

あなたが当事者だとして、ＡＳＤの特性を顕著に持ち合わせていたとしても、その特徴はＡＳＤである以前に**あなたの個性**ですから、「こんな考え方はＡＳＤっぽいかな？」などと気にせず、自分の思いを大切にしてください。

例えばコミュニケーションも、仕事や勉強を円滑に進めるために必要な最低限の挨拶と会話ができれば、あとは全ての同僚や学友と仲良くする必要はなく、一人で昼食を食べても、遊びの誘いを断っても、こだわりたい事にこだわってもよいと思います。

ただし！

たとえASの人が自分らしく生きられたとしても医療従事者として見過ごせないこともあります。

それは、ASの人が自分を労《いたわ》らないことです。

何かに集中し、休憩や食事をおろそかにして体調を崩すようなことは見過ごせません。

定期的に休息の時間を取り、食事のリズムも守り、適度な運動も行うことで**自分の身体を労ってあげてください**。

近年、モーニングルーティンという言葉が広まったように、誰しもライフスタイルに合ったルーティンに身を置くことは、心地の良い日常生活を送る秘訣《ひけつ》です。

自分が心地良いと思い、心身共に労ることができるシンプルなルーティンをぜひ身につけてください。

これまで、ＡＳＤの特性について考えてきました。

ＡＳの人は特徴的な考え方を持っており、周囲が理解するのが難しいのと同時に、ＡＳの人も自分自身について、うまく説明できないことが多々ありました。

本書では何度もアスピーラボで話し合い、周囲の人に加えて当事者自身もＡＳＤの特性を理解し、考えが整理できるように努めてきました。

誰しも周囲に順応して無個性になりたいと思ってはいませんが、周囲から変わり者と思われることも嫌で傷つきます。

誰しも気持ちを伝えることは大切だと理解してはいますが、簡単なことではなく、尻込みしてしまいます。

誰しも同じものを見て「これいいね」と共感ができる人を探しています。

誰しも独自性を押さえつけられたくなく、自分の個性を認めてもらいたいと思っています。

これらは、ＡＳの人を含め、誰しも共通の思いです。ＡＳＤや発達障害と聞くと小難しく、どこか専門家でないと理解できないもののように感じるかもしれませんが、一人の人として自分を理解し認めてほしいという思いに変わりはありません。

もしも本書が、ＡＳの人の自己理解と周囲の人たちとの相互理解の役に立つきっかけになれば、とても嬉しく思います。

私が本書を通して、さまざまな考えをお伝えできたのも、自分の考えや思いを伝えることを諦めなかったアスピーラボの皆さんのおかげです。

これからも、日々のカウンセリングやミーティングを通して、勉強させていただきます。

最後まで、お読みいただきありがとうございました。

最後のポイント

・ＡＳＤといっても人それぞれ。

・自分を愛し、自分を労ること。

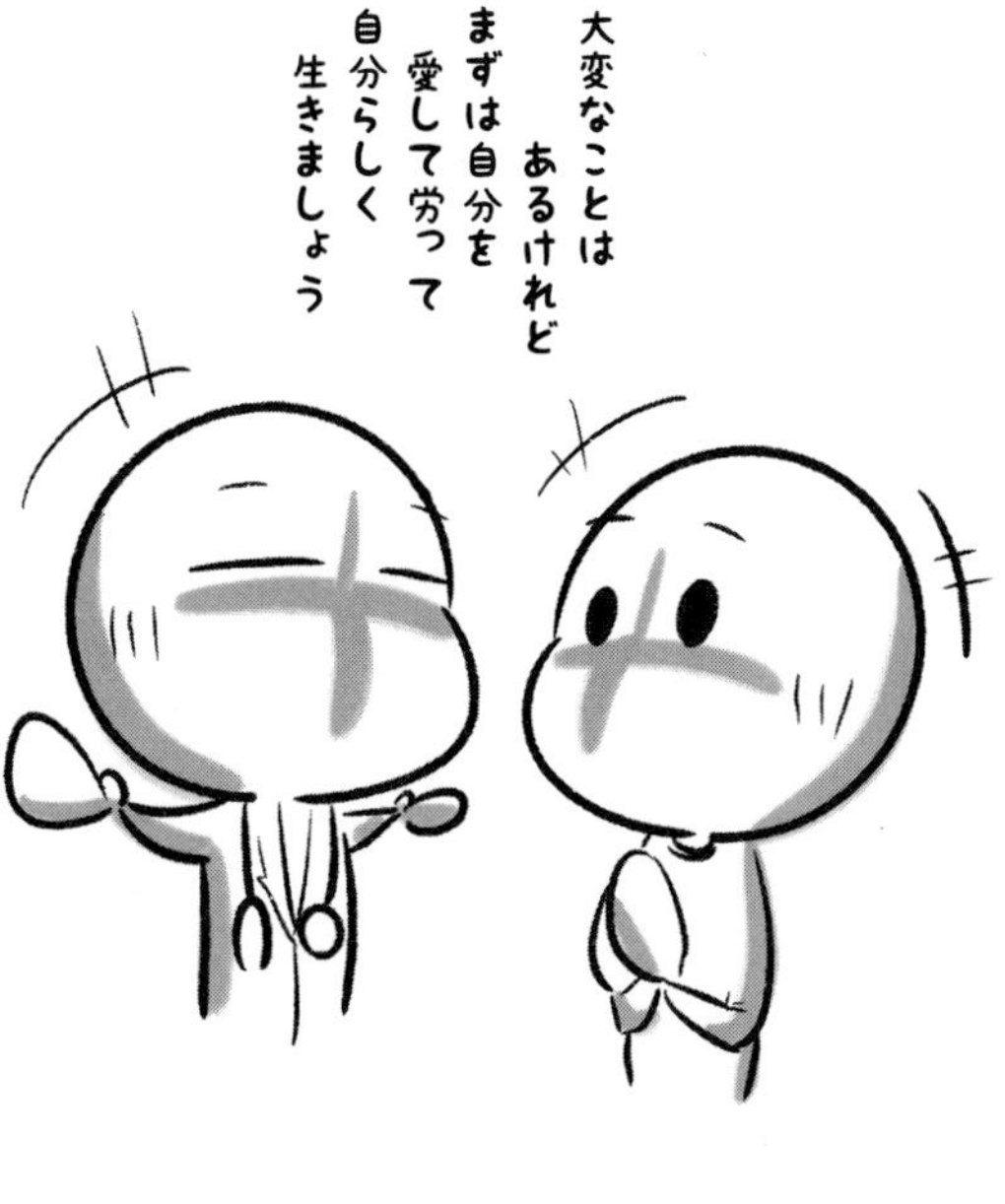
大変なことは
あるけれど
まずは自分を
愛して労って
自分らしく
生きましょう

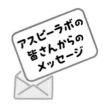

アスピーラボの皆さんからのメッセージ

「理解は難しくても、分かってほしい！　『分かった』の一言で救われることもあります」

「些細な問題だと思って、簡単に切り捨てないでほしい」

参考文献

本田秀夫：『自閉症スペクトラム 10人に1人が抱える「生きづらさ」の正体』、SBクリエイティブ、2013.
ジュリー・ダシェ：『見えない違い 私はアスペルガー』、花伝社、2018.
東田直樹：『飛び跳ねる思考 会話のできない自閉症の僕が考えていること』、角川文庫、2018.
ジュネヴィエーヴ・エドモンズ、ルーク・ベアドン編著：『アスペルガー流人間関係 14人それぞれの経験と工夫』、東京書籍、2011.
ルディ・シモン：『アスパーガール アスペルガーの女性に力を』、スペクトラム出版社、2011.
姫野桂：『発達障害グレーゾーン』、扶桑社、2018.
スーザン・ケイン：『内向型人間のすごい力 静かな人が世界を変える』、講談社、2015.
栗本啓司：『感覚過敏は治りますか?』、花風社、2018.
国際情勢研究会：『スティーブ・ジョブズ 全ての企業家、起業家に!!「ハングリーであれ!愚かであれ!」』、ゴマブックス、2013.
岸見一郎、古賀史健：『嫌われる勇気 自己啓発の源流「アドラー」の教え』、ダイヤモンド社、2013.
本田秀夫監修、大島郁葉編集：『おとなの自閉スペクトラム メンタルヘルスケアガイド』、金剛出版、2022.
瀧川一廣：『子どものための精神医学』、医学書院、2017.

あとがき

最後までお読みいただき、誠にありがとうございました。

ＡＳの人の本音を、私たちなりに文章にまとめてみましたが、いかがでしたか。

「発達障害」「ＡＳＤ」は、近年急速に世間に広まりましたが「空気が読めない」「想像力がなく人の気持ちが分からない」など、ネガティブなイメージばかりです。

しかしアスピーラボを通して、そのイメージは異なると私は確信しています。「ただ違いがあるだけ」で、ただ単に「普通」と比べられているだけだと気づくことができました。

アスピーラボを始めたのは、コロナ禍になる前の話になります。

きっかけは、私が勤務している診療所で実施しているＡＳＤ治療プログラムでした。そのプログラムの第1回クール終了時に、患者さんから「もっとミーティングを続けていきたいですが、続きはないのでしょうか」と言葉を頂いたことで、私の背中は大きく押されたのです。「絶対やろう」と力をもらいました。

そうして発足したのが、「アスピーラボ（ＡＳＤ当事者研究会）」でした。

実は、アスピーラボを開始した当初から「必ず書籍化する」と私はメンバーに大それた目標を公言していました。皆さん少し驚かれていましたが、無理だとか馬鹿にされたことはなく、快く協力していただいたことを覚えています。

私が勝手に書籍化を掲げた理由は、主に二つありました。

一つ目の理由は、ＡＳＤのイメージを正しく知って広めたいという思いが、もちろんありました。まだまだ、世間に知られていないＡＳＤのことは、たくさんあると思っていましたし、ＡＳＤをもっと深く理解できたら、カウンセリングだけでなく、自分の周囲の人間関係にも役に立つだろうとも考えていました。

もう一つの理由は、正直に言いますと、ちゃんと話し合いになるかどうか不安だったからです。

ＡＳＤの皆さんと話し合う際には、目指すべき目標があった方が、話す目的が明確になると勝手に決めつけていました。

しかし、その不安はあっさりといい意味で裏切られました。

アスピーラボの皆さんは、空気も、人の気持ちも人一倍読もうとし過ぎる優しい人たちです。優しく気遣う言動に、私は何度も助けられました。

こちらの質問に、一生懸命に誠心誠意をもって答えてくださり、1の質問に10返してくださいました。その姿から私は「理解していくことを諦めない」ことを学ばせていただきました。

その言葉一つ一つが、今まで私が知り得なかったことばかりで、「当事者が率直に自分をさらけ出してくれる勇気」に、毎回ありがたさを感じる貴重な時間でした。

ただ、アスピーラボの皆さんが、コミュニケーションで想像以上に気を使っていることを知っていく中で、いかに私自身ズボラで適当な人間なのかと、痛感することも多々ありました。

ですから、「そんなこと聞いたっけ？　言ったっけ？」などの私の未熟さで、これまでにきっとたくさんのご迷惑をおかけしたと思います。

そして、今まで考えもせず気づきもしなかったことの情報量の多さに、すぐに考えがまとめきれないこともありました。ミーティング内容をを録音したり、メモしたりしていましたが、どうしても理解しきれずに、文章にまとめられていないことが、まだまだたくさんあるのです。

このような経緯で、協力を得ながら4年間ミーティングを重ねて、ようやく当事者の思いを本書にまとめることができました。アスピーラボの仲間たちから、私に伝わるように一つ一つ丁寧にもらった真摯な言葉たちがギュッと詰まった本ができたと思います。

文章作成を通して、私は「仲間がいる」「ひとりではない」という力を感じていました。最初は不安もありましたが、今となっては、とても優しく誠実な仲間たちだと勝手ながら思っています。

ですから次は、手に取ってくださったＡＳの読者にも「世の中には、同じように悩んでいる人がいて、ひとりではない」と感じていただけたら嬉しいです。

本書が、ＡＳＤの誤解を解き、ＡＳの人たちの本当の姿が分かる新しいバイブルになればと思っています。正しい自己理解と相互理解を深めるために役立ててほしいと思います。この本の使い方はお任せしますが、是非、分かってほしい人に読んでもらうことで、あなたを分かってもらえるきっかけになることを願っています。

少し話が変わりますが、私が初めて本を作成することに挑戦する中で、何度も痛感したことを話します。それは「精神医療もマイノリティ」だということです。あまり言いたくない恥ずかしい話ですが、ミーティングで分かったＡＳの人のことを、文章にして友人やアスピーラボの皆さんに読んでもらうと「何を言いたいのかよく分からない」と何度も言われました（もちろん、私の文章作成能力が月並み以下だったこともありますが……）。言葉で補足しても、「いや、そうじゃない。なんでそんなに難しく考えるの？」と言われてしまうこともありました。

精神科医療の分野に長年務めていると、いつの間にか、自分が狭い領域にいることを忘れてしまいます。精神科の歴史、聞き慣れない専門用語、それ以上に心理学用語は私にとってはもっと難解で、やっと理解して使えるようになった考えや言葉がたくさんあります。

しかし、精神科領域の専門的なものの見方や考えは、いつの間にか自分の中で、常識めいた感覚となっていたことに気がつきました。

おそらく、いつのまにか見ているところが周囲とズレて困ることとは、きっとASの皆さんが幼少期の頃から困っていた周囲とのズレと似ているのではないかと、親近感のようなものを感じたりしていました。

あれこれ迷っていた時期もありましたが、私はそばにいてくれる人たちを信じ、医療の枠を払って、自分の考えを良いように見せたりせずにそのままさらけ出すと決めました。

私の親友である松尾くんとブチくんは、私が話す専門用語の意味や意図を汲《く》み、一般的な用語に変換しながら、ＡＳの人や医学的知識のない人にも分かりやすい文章の構成を考えてくれました。

精神科医療とＡＳＤとの垣根を低くして、思いを本音に紡ぐことができたのは、紛れもなくこの二人のおかげです。

そして、怖がらずに諦めずに私たちに本音を伝え続けてくれたアスピーラボの皆様（石川さん、千田さん、Ａさん、Ｔさん、Ｆさん、診療所の患者さんたち、などなど……）には、当事者の立場から、ＡＳの人とそうでない人の垣根を低くしていただいたことに、心から感謝いたします。

そして、精神科医療、発達障害の領域に導いていただき、アスピーラボの活動を温かく見守ってくれたうえむらメンタルサポート診療所の院長先生、スタッフの皆さんに感謝いたします。

本書作成にあたり、中島美鈴先生と星和書店の桜岡さおり様から多大なるご助力をいただきました。そして、監修を引き受けてくださった本田秀夫先生に、心からの感謝を申し上げます。

このように私はたくさんの素敵な仲間に連れてきてもらって、出版に至ることができました。人生は、自分の想像をはるかに超えるもののようです。同じ志を持った仲間に出会えた喜びに深く感謝いたします。

もちろん、ここがゴールだとは思っていません。

これからも、アスピーラボの活動の挑戦は仲間と共に続いていきます。

ＡＳの皆様が、自分の幸せを見つけていくことを心から願っています。

あなたらしく生きるあなたが大好きです。

金織来多

発刊に寄せて

うえむらメンタルサポート診療所 院長
上村敬一

相手を知るということは、お互いのコミュニケーションの仕方や考え方や感情の処理などに、自分にとって慣れ親しんだ言葉で意味を与えていく翻訳作業のような過程だと思います。そしてそれは「相手のことをもっと知りたい」という原初的な欲求なのだと思います。私たちは大人の発達障害の方を対象としたプログラムを作り、そして精神科診療所で実施し、多くのことを患者さんから教えてもらいました。この本は、そのプログラムが終了した後も当院のスタッフと当事者の人たちが自主的に交流をし続けた「アスピーラボ」の約4年の活動から生まれました。そして、私をはじめとする診療所に集まった患者さんやスタッフたちの、発達特性といわれているものの理解と自分自身を理解する過程を記したものでもあります。

まず、この本ができた背景や経緯について述べさせていただきます。

当院は2016年に開業しました。「依存症医療をもっと身近なものにしたい」という思いがあり、開院当初から依存症集団認知行動療法プログラムを実践していました。一方で、発達障害の臨床経験は少なく、発達障害の方に出会ったこともほとんどないと当時は思っており、発達障害の受診依頼はお断りをする始末でした。

開業当時、心身症やうつ状態を呈した適応障害と診断した患者さんの中に、コミュニケーションがどうも嚙み合わない人たちがいらっしゃいます。その理由はなんだろうと患者さんの話を丁寧に聞いていくと、ほとんどの方が「中学生の頃から周りとうまくいかない感覚があった」と語ります。皆さん周りに合わせて生きていこうと必死なのですが、なぜかうまくいきません。体調不良やメンタル不調を繰り返しておられる方も少なくありません。

精神科での診療は、観察とコミュニケーションが基本です。症状のこと、生活のこと、日頃つらくストレスに感じていることを確認していきます。薬の力を借りることもありますが、言葉による労《ねぎら》いや慰め、共感や支持といった働きかけ、具体的対処法などをアドバイスすることの方が肝要と考えています。しかし、こうしたやりとりが思うようにいかないことがあります。もちろん重度の症状などでコミュニケーションそのものが困難になっているわけではありません。一見普通のコミュニケーションができているようで、どこか噛み合わない違和感があるのです。例えば「いろいろと苦労がおありで大変でしたね、休養が必要だと思います」と伝えても「体が動かないと仕事に行けないので、治してください」といった話に終始します。このようにどこか伝わっていないという印象が拭えない、もどかしさを感じるということがこれまでにたびたびありました。時には医師としては症状改善につながらない焦りや不安、無力さすら感じていました。

当時、大人の発達障害に関する情報や本が出版され、世間でも注目を集め始めていた時期です。遅ればせながら私も勉強をしだすと、そこに記述されている内容は私自身が治療で違和感を感じていた方々の語っていた内容と同じものでした。

そうして患者さんたちの苦労や困りごとに対して「あなたの困りごとは、こういうことではないか」と患者さんに伝えると、「ようやく分かってくれた」と患者さんたちも反応してくれます。そしてそれまで感じていたコミュニケーションの違和感は徐々に薄れていきました。

私が発達障害を診ていないと思っていたのは、目の前の患者さんが示していたことの意味を理解していなかったからだと気がつきました。患者さんが困っている理由も分からず対処法も分からないまま、無力感まで感じていた私自身。このことは患者さんたちが社会で生きているときと同じ心理状態だったのです。発達「障害」と呼ぶか「特性」と呼ぶか「個性」と呼ぶかはさまざまな議論がありますが、いずれにせよ「自分自身について知る」ということは、人生を生きていく上で大切なことだと再認識しました。

こうした経緯から、「大人の発達障害特性を持った方向けの集団プログラム」も作ろうと診療所スタッフに呼びかけ、早速取り組みました。

私自身、ＳＳＴ（社会生活技能訓練）や心理教育などの認知行動療法を、統合失調症、そして依存症治療で実践してきましたが、今回は「当事者研究」と呼ばれている手法が有効ではないかと考えました。そのため、よくあるコミュニケーション技法を伝え練習するといった要素は、あえて少なくしました。8回1クールの集団プログラムとし、プログラム前半は予めこちらで用意したテーマに沿った講義とフリートーク、プログラム後半は各自から出された困りごとの中からグループとして一つテーマを決め、対処法を話し合い、グループの研究成果として発表するという構成にしていました。そしてこのプログラムの名前を「じぶん研究会」としました。

実際にプログラムをやってみると、困りごとや特性に違いのある患者さんたちのグループでしたがお互いに共通するところが見つかり始めると、次第に自分から発言するようになります。参加希望者も多く9名定員のグループはすぐにいっぱいになりました。回が進むにつれグループ内のコミュニケーションは活発化し、参加者たちの表情もイキイキしたものになっていきます。

「自分のことが分かったから、これからは同じようなことが起こったときに、自分でなんとかやれそう」という発言も聞かれます。私も「それはよかったね」と素直に返せます。この前までの噛み合わなさが拭えなかった患者さんとの間に、コミュニケーションがしっかり取れたという安心感に近い感覚を得ることができました。

プログラムが終了しても何人かの方からこうした集まりを続けていきたいと希望がありました。そこから生まれたのが「アスピーラボ」です。自助グループみたいなものと捉え、医師である私はあえて外れ、診療外にスタッフと患者さんが集まり時間を共にしました。新型コロナウイルス感染症流行の影響により、治療プログラムは集団での実施を休止し、個別プログラムとしました。従来よりも個別の困りごとに焦点化できるようにはなりましたが、集団で行っていたときのようなコミュニケーションやつながりの楽しみといった側面は無くなってしまったことは否めません。そういう中「アスピーラボ」はオンラインで活動を続けていました。この「アスピーラボ」活動の4年間の記録から、活動の中心だった当院の金織来多君がまとめて本にしてくれました。本当に根気のいる作業だったと思います。感謝の気持ちでいっぱいです。

この本は、臨床を離れたところから生まれたスピンオフの本です。精神医学の教科書とかいう学術的なものではありません。それでも、ＡＳＤの特性を持った方とそうでない方との相互理解のガイドブックにはなりうるのではないかと自負しています。皆さま方にとって少しでもお役に立てればと心から願います。

〈監修〉**本田秀夫**（ほんだ　ひでお）

精神科医。医学博士。信州大学医学部教授。長野県発達障がい情報・支援センター センター長。1988 年東京大学医学部医学科卒業。横浜市総合リハビリテーションセンター、山梨県立こころの発達総合支援センターなどでの勤務を経て、現職。『自閉スペクトラム症の理解と支援』（星和書店、2017）ほか、発達障害に関する著書多数。

金織来多（かなおり　らいた）

公認心理師、保健師、看護師。島根県出身。独立行政法人国立病院機構米子医療センター附属看護学校卒業、大阪市立大学医学部看護学科卒業。精神科病院勤務を経て、現在うえむらメンタルサポート診療所に勤務。依存症、うつ、発達障害の方への認知行動療法やカウンセリングを行っている。
その他にも依存症回復支援施設で触法依存症者への支援をしている。

発達障害の人に聞きました
～自閉スペクトラム症（ASD）の人に教わったこと～

2024年2月26日　初版第1刷発行

著　　者　金織来多，アスピーラボ
監 修 者　本 田 秀 夫
発 行 者　石 澤 雄 司
発 行 所　株式会社 **星　和　書　店**
〒168-0074　東京都杉並区上高井戸1-2-5
電話　03（3329）0031（営業部）／03（3329）0033（編集部）
FAX　03（5374）7186（営業部）／03（5374）7185（編集部）
URL　http://www.seiwa-pb.co.jp

印刷・製本　株式会社 光邦

　ISBN978-4-7911-1127-5